AF451750

MOYENS

DE
CONSERVER LA SANTÉ
AUX
EQUIPAGES
DES VAISSEAUX:
AVEC

La maniere de purifier l'air des Salles des Hôpitaux ;

Et une courte Description de l'Hôpital Saint Louis, à Paris.

Par M. *DUHAMEL DU MONCEAU*, de *l'Académie Royale des Sciences ; de la Société Royale de Londres ; des Académies de Palerme & de Besançon ; Honoraire de la Société d'Edimbourg & de l'Académie de Marine ; Inspecteur Général de la Marine.*

AVEC FIGURES.

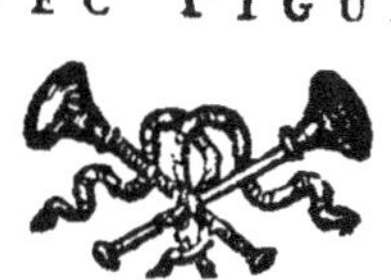

A PARIS,

Chez H. L. GUERIN & L. F. DELATOUR, rue S. Jacques, à S. Thomas d'Aquin.

M. DCC. LIX.

Avec Approbation & Privilege du Roi.

A M^r⁂.

Officier de la Marine.

Vous exigez de moi, Monfieur, que je m'entretienne avec vous des caufes qui altérent la fanté des matelots pendant les longues campagnes, & des moyens qu'on pourroit employer pour conferver les équipages en bonne fanté. Je vois clairement par votre lettre, que des fentiments d'humanité & des vues de citoyen vous font prêter une finguliere attention à la confervation d'une efpece d'hommes qui eſt de la plus grande utilité pour l'Etat. En effet, le plus habile Navigateur reſteroit inutile, s'il manquoit de gens exercés & capables d'exécuter ſes ordres. Les vaiſſeaux ſont des chefs-d'œuvres de méchanique qui étonnent tout homme qui réfléchit ; mais ces admirables automates ſeroient des corps morts, s'ils n'étoient animés par les matelots. S'occuper (comme vous vous propoſez de le faire) de la conſervation de ces hommes précieux, c'eſt aſſurément remplir les devoirs de l'homme de bien.

qui secourt ses semblables,
d'un zélé citoyen qui s'occupe d'objets véritable-
ment utiles , & d'un bon
Officier qui fait son objet
principal de tout ce qui
peut contribuer à la gloire
de l'Etat. Pour vous prouver , Monsieur , combien
je suis sensible à des vues si
louables, je ne me bornerai
pas à vous indiquer les livres qui ont traité cette matiere, je me propose encore
de vous épargner le soin de
les rassembler & la peine de
les lire, en vous présentant
un précis de ce qu'ils contiennent de plus immédia-
tement applicable au servi-

ce des vaisseaux, & j'y ajouterai les réflexions que mes
propres expériences m'ont
fait naître.

Je vous préviens que j'ai
fait un grand usage d'un
excellent Mémoire de M.
de Morogues un de vos ca-
marades : peut-être ignorez-
vous ce qui a engagé cet
Officier à composer un Mémoire sur cette matiere : il
est bon de vous en instruire.

M. le Comte de Maure-
pas connoissant combien il
seroit avantageux de renouveller l'air dans les vaisseaux , & informé du bruit
que faisoit en Angleterre
le soufflet de M. Hales, au-

quel on a donné le nom de *ventilateur* , chargea plu-sieurs Officiers d'employer cet instrument sur leurs vaisseaux, & de faire toutes les expériences convena-bles pour constater les ef-fets qu'on en pouvoit at-tendre. Je fus informé en gros que les rapports é-toient à l'avantage de ce ventilateur ; mais de tous les Mémoires qui furent faits à ce sujet, il n'y eut que celui de M. de Moro-gues qui me parvint ; les autres resterent dans les Bureaux de la Marine. M. le Comte de Maurepas, ayant agréé que je commu-

niquaſſe le Mémoire de M.
de Morogues à l'Académie
des Sciences ; la Compa-
gnie f ut tellement ſatisfai-
te de cet Ecrit, qu'elle
jugea à propos de le faire
imprimer dans le recueil
des Mémoires préſentés à
la Compagnie par les Sa-
vants qui ne ſont pas de
ſon Corps : c'eſt ce qui a
ſauvé ce Mémoire de l'ou-
bli où les autres ſont tom-
bés ; & c'eſt ce qui me met
préſentement en état d'en
profiter , pour ſatisfaire à
ce que vous exigez de moi.
Vous reconnoîtrez aiſé-
ment ce qui appartient à M.
de Morogues, par des guil-

lemets que j'ai eu l'attention de placer aux endroits
que j'ai extraits de fes Mémoires.

Vous pourrez remar-
quer, Monfieur, en lifant
le petit Ouvrage que j'ai
l'honneur de vous adreffer,
qu'il n'y eft queftion que
des précautions qu'on peut
prendre pour prévenir les
maladies, & nullement de
ce qui regarde leur cura-
tion. Outre que ce dernier
objet eft tout-à-fait étran-
ger à mon état, j'ai cru ne
devoir vous entretenir que
de la partie qui vous regarde directement. Je parle à
un Officier ; & la curation

eſt du reſſort des Chirurgiens des vaiſſeaux, qui après
avoir conſulté les ouvrages
de MM. Pringle, Huxham
& Lind, recevront les au-
tres inſtructions dont ils
croiront avoir beſoin, des
habiles Médecins qui ſont
à la tête des Ecoles de la
Marine, & qui ſont auſſi
ſavants qu'ils ſont commu-
nicatifs. Je vous exhorte à
ne vous occuper que de la
partie qui vous regarde immédiatement, & je vous
préviens, qu'elle exigera
toute votre attention. Vous
aurez à combattre la pareſſe,
& cette indolence innée
dans les hommes de tous les

états ; & encore la routine & le préjugé , qu'on peut regarder comme les enfants de la paresse & de l'ignorance. Attendez - vous à voir traiter de superfluité les choses les plus importantes, & à trouver des obstacles de la part de ceux mêmes à qui vous conserverez les jours ou du moins la santé. Vous ne vous rebuterez cependant point : l'objet est trop intéressant ; & vous vous donnerez la peine d'imaginer des moyens de pratiquer ce que vous trouverez d'utile dans mes Mémoires. Si quelque chose ne réussit pas à votre gré, vous en tenterez une autre ; car avec le zele que je vous connois, il n'y a point à craindre que vous tombiez dans le découragement, ni que vous repreniez des pratiques de routine qui font reconnues vicieufes. Si à force de foins & d'attentions vous parvenez à bannir les maladies des vaiffeaux qui vous feront confiés, vous rendrez le fervice des Chirurgiens prefque nul : & fi vous parvenez à ramener en bonne fanté vos matelots ; eux, leurs femmes & leurs enfants feront autant de bouches qui vous combleront

de bénédictions, & qui pu-
blieront vos louanges le
reste de leurs jours.

Si les Mémoires que j'ai
l'honneur de vous adresser
ne vous paroissent pas assez
profonds, j'espere du moins
que vous approuverez la
pureté de mes intentions,
& le desir que j'ai de seconder les vôtres.

J'ai l'honneur, &c.

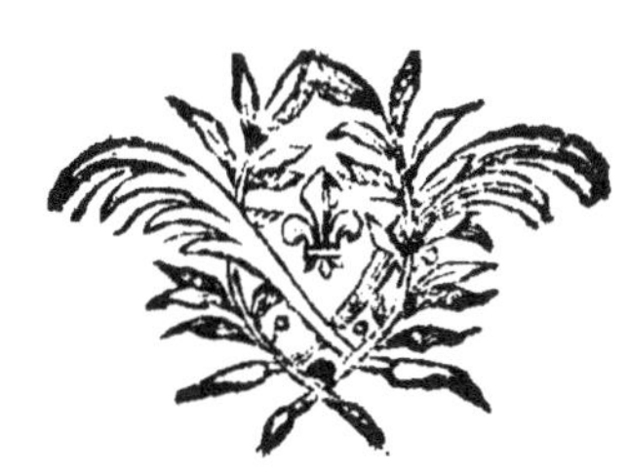

Extrait des Registres de l'Académie Royale des Sciences.

Du 2 Août 1758.

MESSIEURS DELASÔNE, & BARON qui avoient été nommés pour examiner un ouvrage de M. DUHA- MEL, *sur les Moyens de conserver la santé aux Equipages des Vaisseaux*, en ayant fait leur rapport, l'Académie a jugé cet Ouvrage digne de l'impression : en foi de quoi j'ai signé le préfent Certificat. A Paris, le 3 Août 1758.

Signé, GRANDJEAN DE FOUCHY, *Sécr. perpétuel de l'Ac. Royale des Sciences.*

PRIVILEGE DU ROI.

LOUIS, par la grace de Dieu, Roi de France & de Navarre : A nos amés & féaux Conseillers, les Gens tenans nos Cours de Parlement, Maîtres des Requêtes ordinaires de notre Hôtel, Grand-Conseil, Prévôt de Paris, Baillifs, Sénéchaux, leurs Lieutenans Civils, & autres nos Justiciers qu'il appartiendra, SALUT. Nos bien amés LES MEMBRES DE L'ACADEMIE ROYALE DES SCIENCES de notre bonne Ville de Paris, nous ont fait exposer qu'ils auroient besoin de nos Lettres de Privilége pour l'impression de leurs Ouvrages : A CES CAUSES, voulant favorablement traiter les Exposans, Nous leur avons permis & permettons par ces Préfentes de faire imprimer par tel Imprimeur qu'ils voudront choisir, toutes les Recherches ou Observations journalieres, ou Relations annuelles de tout ce qui aura été fait dans les Assemblées de ladite Académie Royale des Sciences, les Ouvrages, Mé-

moires ou Traités de chacun des Particuliers qui la
composent, & généralement tout ce que ladite Académie voudra faire paroître, après avoir fait examiner
lesdits Ouvrages, & jugé qu'ils sont dignes de l'impression, en tels volumes, forme, marge, caractères,
conjointement ou séparément, & autant de fois que
bon leur semblera, & de les faire vendre & débiter
par tout notre Royaume, pendant le tems de vingt
années consécutives à compter du jour de la date des
Présentes ; sans toutefois qu'à l'occasion des Ouvrages
ci-dessus spécifiés il en puisse être imprimé d'autres
qui ne soient pas de ladite Académie : Faisons dé-
fenses à toutes sortes de personnes, de quelque qualité
& condition qu'elles soient, d'en introduire d'impression étrangere dans aucun lieu de notre obéissance ;
comme aussi à tous Libraires & Imprimeurs d'imprimer ou faire imprimer, vendre, faire vendre & débiter lesdits Ouvrages, en tout ou en partie, & d'en
faire aucunes traductions ou extraits, sous quelque
prétexte que ce puisse être, sans la permission expresse
& par écrit desdits Exposans, ou de ceux qui auront
droit d'eux, à peine de confiscation des Exemplaires
contrefaits, de trois mille livres d'amende contre chacun des contrevenans ; dont un tiers à Nous, un tiers
à l'Hôtel - Dieu de Paris, & l'autre tiers auxdits Exposans, ou à celui qui aura droit d'eux, & de tous dé-
pens, dommages & intérêts ; à la charge que ces Présentes seront enregistrées tout au long sur le Registre
de la Communauté des Libraires & Imprimeurs de
Paris, dans trois mois de la date d'icelles ; que l'impression desdits Ouvrages sera faite dans notre Royaume,
& non ailleurs, en bon papier & beaux caractères,
conformément aux Reglemens de la Librairie ; qu'a-
vant de les exposer en vente, les Manuscrits ou Impri-
més qui auront servi de copie à l'impression desdits
Ouvrages seront remis ès mains de notre très-cher &
féal Chevalier le sieur DAGUESSEAU, Chancelier de
France, Commandeur de nos Ordres ; & qu'il en
sera ensuite remis deux Exemplaires dans notre Biblio-
théque publique, un en celle de notre Château du
Louvre, & un en celle de notredit très-cher & féal
Chevalier le sieur DAGUESSEAU, Chancelier de France, le tout à peine de nullité desdites Présentes : du
contenu desquelles vous mandons & enjoignons de faire

Fautes à corriger.

Page 66, lig. 1, ARTICLE VII : *lisez*, ARTICLE
VIII.
Page 101, l. dern. est (Fig. 3) : *lisez*, (Fig. 3) est.
Page 105 l. 19, parle : *lisez*, par le.
Page 145, l. 16, porte : *lisez*, portoit.
Page 174, l. 3 & 4, *attaquées* : lisez, *attaqués*.
Page 187, l. 19, grais : *lisez*, grès.

MOYENS

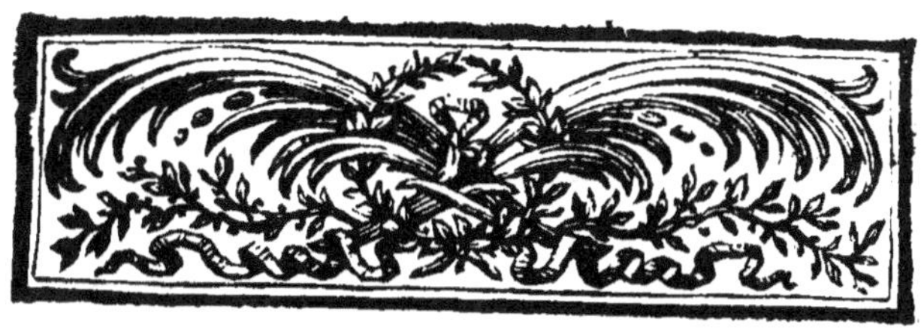

MOYENS

DE CONSERVER LA SANTÉ
AUX ÉQUIPAGES
DES VAISSEAUX.

Quoique notre objet principal soit d'examiner les causes prochaines des maladies qui attaquent sur mer les Equipages des Vaisseaux, dans la vue d'essayer de les prévenir, il ne sera point hors de propos de parcourir les différentes circonstances qui peuvent occasionner sur terre des maladies contagieuses épidémiques. Cet examen pourra jetter quelque jour sur l'objet qui nous occupe particuliérement.

A

ARTICLE PREMIER.

*Des lieux qui font naturellement
fains, & de ceux dans lefquels
on eft expofé à éprouver des maladies endémiques.*

LES lieux élevés , expofés
au vent , éloignés des eaux ftagnantes , font ordinairement
fains , même dans des climats
fort différents. Ce n'eft pas qu'il
ne s'y montre quelquefois des
bouffées de maladies qui deviennent épidémiques ; car on
voit dans certains lieux heu-
reufement fitués , paroître tout
d'un coup des affections fcorbutiques , des dyfenteries fâcheufes ; au printemps, des maladies inflammatoires , fur-tout
à la poitrine ; en automne, des
fievres intermittentes , ou continues ou malignes ; & dans tou-

tes les saisons des petites véro-
les , des maladies vermineuses
& putrides ; en un mot, il n'y a
point de lieu qui soit entiérement à couvert des épidémies.
Mais ces accidents sont beaucoup plus rares dans les terreins élevés & exposés au vent,
que dans les situations mal saines dont nous allons parler :
l'épidémie n'y regne que peu de
temps, & les maladies cedent
mieux à l'effet des remedes.

En étudiant avec attention
les circonstances qui accompa-
gnent les bouffées d'épidémie
qui se montrent dans les lieux
heureusement situés , il se pré-
sente des observations qui en
rendent les causes très-difficiles
à découvrir. On apperçoit bien
en général que, quand les vents
de nord & la sécheresse ont ré-
gné long-temps , il survient des
maladies qui portent un carac-

tere d'inflammation , & que les temps fort humides font fuivis de maladies putrides ; mais on voit des maladies putrides & vermineufes dans des années qui n'ont point été trop humides , & où il n'y a point eu de fruits ; des diarrhées & des dyfenteries , lorfque les aliments ordinaires font abondants & de bonne qualité ; des fievres malignes & contagieufes qui fe concentrent dans un village fans s'étendre dans les villages voifins , quoique , relativement à l'air & aux aliments , ils femblent être dans les mêmes circonftances que ceux qui font attaqués de ces terribles maladies. Il y a encore une obfervation finguliere : c'eft que les fievres intermittentes d'automne ont été plufieurs années fans fe montrer , & qu'elles ont été remplacées par des fievres con-

(5)

tinues, ardentes, & souvent
malignes.

Néanmoins je crois, comme
je viens de le dire, avoir observé, ainsi que M. Musschem-
broeck, qu'il paroît beaucoup
de fievres inflammatoires quand
le vent du nord a regné pendant
plusieurs mois ; & que les fievres putrides paroissent après les
grandes humidités : j'insiste sur
cette observation, parce qu'elle
peut jetter quelque jour sur ce
que nous allons dire des posi-
tions mal saines.

Si dans les lieux secs & exposés au vent on est quelquefois
affligé de maladies épidémiques,
les endroits environnés de marais, d'eaux stagnantes & crou-
pissantes, & abrités du vent,
sont tout autrement sujets à des
épidémies rebelles qui reparois-
sent presque tous les ans dans la
même saison. On pourroit citer

beaucoup d'endroits qui font dans ce cas ; & pour prouver que les maladies qui y regnent dépendent des circonftances que je viens de rapporter, il fuffit de faire remarquer qu'on fe porte très-bien dans ces lieux reconnus pour mal fains, pendant tout le printemps & une partie de l'été, fur-tout quand il tombe de temps en temps des pluies qui retardent le defféchement des marais ; mais auffi-tôt que les vafes ceffent d'être couvertes d'eau, ou, lorfque par des chaleurs continues, les eaux ftagnantes ont eu le temps de fe corrompre & de s'évaporer, on voit fur le champ paroître quantité de fievres intermittentes, rémittentes, continues, putrides, malignes : les unes ou les autres font tellement opiniâtres, qu'elles ne ceffent que quand les pluies d'automne ont hu-

meêté les vafes , & fur-tout ,
quand les gelées ont arrêté les
exhalaifons mal-faifantes. Au
contraire , fi l'on excite ces exhalaifons en remuant les vafes ,
par exemple , lorfqu'on creufe
des canaux dans certains lieux
marécageux , on voit alors paroître les maladies de l'efpece
que nous venons de détailler ;
mais comme, en hyver, les eaux
ftagnantes font fréquemment ra-
fraîchies par les pluies & la chû-
te des neiges , & comme l'évaporation eft alors prefque nulle,
on fe porte auffi bien pendant
cette faifon dans les terreins bas
& environnés de vafes , que
dans les lieux fecs & élevés.

Autre preuve du mauvais effet des exhalaifons qui s'élevent
des terreins marécageux & des
eaux ftagnantes : on connoît des
lieux dont l'air eft très-falutaire,
quoique peu éloignés de ceux

qui font mal-fains, par la raifon
que ces lieux ne font point en-
tourés de marais ; de forte que
les malades qui s'y tranfportent
y recouvrent la fanté en très-
peu de temps. On a auffi remarqué que le féjour de quelques villes, où il régnoit autre-
fois des maladies endémiques ,
eft devenu fain depuis qu'on eft
parvenu à rafraîchir les vafes
qui les environnoient, au moyen
de l'eau de la mer. Mais ce qui
paroîtra fingulier, c'eft que ceux
qui ont quelque affection fcor-
butique font plus incommodés
de cette maladie dans ces lieux
marécageux , quoiqu'affez éloignés de la mer , qu'à S. Malo ,
ville fituée au milieu d'eaux
falées. Eloignons-nous encore
plus de la mer , pour faire voir
que les eaux douces ftagnantes
occafionnent autant de maladies
que les eaux falées ou faumâtres.

Les habitants de la Sologne,
Province qui eſt remplie d'é-
tangs & d'eaux ſtagnantes, ſont
preſque tous les automnes attaqués de fievres épidémiques.
Le Docteur Pringle, ſavant Médecin Anglois, remarque très-
judicieuſement que la partie
haute de la Flandre eſt très-ſai-
ne, pendant que la partie baſſe
du côté de Furnes & de Sluys,
où il y a beaucoup de marais, eſt
ſujette à de fréquentes épidémies. On pourroit joindre à ces
exemples une grande partie des
Provinces-unies, le Brabant-Hol-
landois, la Zélande ; & on peut
remarquer (ajoute ce même Docteur qui a examiné attentivement
ces différentes poſitions) que
tous les lieux humides ſont mal-
ſains ; mais qu'ils le ſont encore
davantage quand le terrein en eſt
vaſeux, & qu'il eſt à couvert du
vent, que dans les endroits dé-

couverts , & où la superficie de la terre étant seche, l'eau ne se rencontre qu'à quelques pieds de profondeur. De plus , il ne faut pas croire que ce soit le voisinage des eaux qui rende ces pays mal-sains : la ville de Lyon, qui est située entre le Rhône & la Saone, n'est point mal-saine, quoiqu'elle soit extrêmement peuplée , qu'elle renferme un nombre prodigieux d'ouvriers , la plupart dans la misere, & qu'elle soit environnée de hautes montagnes. Voilà qui regarde les eaux , douces. A l'égard de l'eau de la mer, nous citerons encore la ville de S. Malo, située sur un rocher , environnée de toutes parts de l'eau de la mer, & qu'on peut comparer à un vaisseau échoué : cette ville, qu'on peut assurément regarder comme maritime, s'il en fut une, n'est sujette à aucune épi-

démie, pas même au scorbut.
Il est vrai, qu'isolée de toutes
parts, elle est fort exposée au
vent, & que les marées qui s'é-
levent à plus de cinquante pieds
de hauteur, remplissent tous les
crics où l'eau pourroit demeurer
stagnante & se corrompre : il est
vrai encore que la mer, au lieu
de découvrir des vases, n'y laisse appercevoir en se retirant,
qu'un sable pur. Mais le Mont
S. Michel, dont le séjour est fort
sain, prouve que les vases n'oc-
casionnent point de maladies
quand elles sont fréquemment
baignées de l'eau de la mer.

» Peut-être, dit M. de Moro-
» gues dans son mémoire*, que
» l'air qui couvre la surface de
» la mer est le plus naturel & le
» plus sain qu'on puisse respirer.
» Il est d'expérience que les

* Ce Mémoire est imprimé dans le premier volume des Mémoires présentés à l'Acad. des Sc. par
les Savants étrangers.

» évaporations sulphureuses &
» minérales , qui sont nuisibles
» à la santé , s'absorbent dans
» l'eau : l'air de la mer doit donc
» être , plus qu'aucun autre ,
» exempt de parties hétéroge-
» nes ; s'il est mêlé de quelque
» chose, ce ne peut être que
» d'une vapeur aqueuse , légere,
» insipide & dégagée de sel , &
» c'est presque la seule qui puisse
» s'élever de son sein ; car les
» sels qui sont mêlés avec l'eau
» de la mer sont tellement fixes,
» qu'ils ne peuvent même être
» élevés par la chaleur de l'eau
» bouillante ; & si les naviga-
» teurs sentent quelquefois sur
» leurs levres un goût de sel ma-
» rin, il ne faut pas l'attribuer à
» la salûre de l'air qu'ils respi-
» rent , mais à des particules
» d'eau que le vent éleve quand
» il a beaucoup de force. L'eau
» des pluies n'est point salée ;

» néanmoins la plus grande par-
» tie des nuages font formés
» d'une immenſe quantité d'ex-
» halaiſons qui s'élevent de la
» mer ».

Il eſt certain que l'eau de la
mer contient quelque choſe de
bitumineux, & que ce bitume
peut s'élever avec les vapeurs ;
mais l'obſervation que nous
avons faite ſur S. Malo prouve
que ces exhalaiſons ne ſont
point mal-ſaines.

Concluons des obſervations
que nous venons de rapporter :
1°, Que les lieux élevés & expoſés au vent ſont, généralement parlant, fort ſains. 2°, Que
ceux qui ſont ſitués auprès des
eaux vives, douces ou ſalées,
ne ſont point expoſés aux épidémies qui ſont l'objet de notre
attention. 3°, Que ce n'eſt pas
à l'eau de la mer, qui environne
les vaiſſeaux, qu'on peut prin-

cipalement attribuer les maladies qui affectent les équipages. 4°, Que ces maladies ne doivent point être encore imputées aux exhalaisons qui s'élevent des terres marécageuses & des eaux stagnantes, puisque les vaisseaux sont toujours environnés d'une eau très-vive. 5°, On ne peut pas non plus s'en prendre à la corruption d'un air qui ne seroit point agité, puisque, pour l'ordinaire, il fait beaucoup de vent à la mer, & que rien n'empêche un vaisseau d'en recevoir l'impression.

Avant d'examiner quelles sont les causes des maladies épidémiques qui affligent les équipages, il est à propos de tirer, des observations que nous venons de rapporter, trois conséquences qui seront utiles aux marins.

1°. Ils doivent être très-persuadés qu'ils sont moins exposés

aux épidémies , étant à la mer ,
que lorfqu'ils font mouillés dans
des rades , fur-tout dans celles
qui fe trouvent environnées de
vafes , de marais , & abritées
du vent : ainfi quand les vaiffeaux feront obligés de refter
long-temps mouillés , on doit
éviter, autant qu'il fera poffible,
de remonter dans les rivieres ,
de s'approcher de terre , & de
fe mettre à couvert du vent :
nous en parlerons encore dans
la fuite.

2°. Quand on fera obligé de
defcendre à terre , pour rétablir
la fanté d'un équipage, ou pour
y former un hôpital , il convient
de fe porter fur les lieux élevés ,
expofés au vent, & éloignés des
terreins marécageux. Ceci eft
prouvé par une expérience fouvent répétée ; c'eft qu'à S. Do-
mingue , où l'air eft funefte aux
Européens , on eft beaucoup

moins expofé à être malade ;
quand on peut habiter les lieux
élevés, que quand on eft dans
les vallées.

3°. Quand on envoye à terre
une partie de l'équipage pour
faire de l'eau ou du bois, il faut,
autant qu'il eft poffible, les faire
revenir coucher à bord, & fi
cela ne fe peut pas, leur recommander de paffer la nuit dans
des lieux découverts, élevés &
fecs, & de coucher fous de bonnes tentes. Ces précautions font
très-importantes ; car une maladie prife à terre, peut porter la
contagion dans le vaiffeau : je
reviens à mon objet principal.

ARTICLE

ARTICLE II.

Des causes de maladies particu-
lieres aux vaisseaux.

» Pourquoi les équipages
» qui traversent un vaste es-
» pace , d'un air aussi pur que
» nous l'avons dit , sont-ils su-
» jets à tant de maladies ? C'est
» que les vaisseaux ont , pour
» ainsi dire , leur atmosphere
» particuliere , & qu'ils portent
» dans eux le principe de la cor-
» ruption de l'air que les équi-
» pages sont obligés de respirer ».

Je vais d'abord faire connoître combien l'air que les animaux respirent , influe sur leur
santé ; je prouverai ensuite qu'il
y a dans les vaisseaux quantité de
causes qui contribuent à l'altération de l'air qui y est renfermé.

ARTICLE III.

Que les différentes qualités de l'air qu'on respire influent beaucoup sur la santé des animaux.

» QUOIQU'ON ne sache pas
» encore bien précisément com-
» ment l'air qu'on respire agit
» sur le sang qui passe dans
» les poumons, on peut dire en
» général, que l'air est en quel-
» que façon notre principale
» nourriture, & que c'est la seu-
» le dont tout ce qui vit ne puisse
» être entiérement privé ».

L'expérience journaliere nous fait reconnoître combien l'air influe puissamment sur la santé. On sait que le sang qui entre dans les poumons est noir & épais, au lieu que celui qui en sort est vermeil, fluide & écu-meux : on sait que la respiration n'eſt pas ſeulement néceſſaire pour faciliter la circulation du ſang, mais encore, parce que de quelque façon que l'air agiſſe ſur le ſang, il lui imprime une qualité eſſentielle, ſans laquelle cette liqueur s'épaiſſiroit, & peut-être ſe corromproit en peu de temps. On peut conclure de-là que l'air qui peut ſe charger de quantité d'exhalaiſons, doit être plus ou moins propre à procurer au ſang la réparation qu'il acquiert dans les poumons, & qu'il peut, par le mêlange de matieres étrangeres, ou par des altérations particulieres, devenir très-nuiſible à la ſanté. Pluſieurs expériences le prouvent d'une maniere inconteſtable. On ſait qu'on peut exciter la ſalivation en faiſant reſpirer, pendant quelques minutes, une fumée mercurielle à ceux qui ont beſoin de ce ſecours. L'effet des

vapeurs métalliques se fait appercevoir par les maux qu'elles
causent à ceux qui travaillent le
plomb , le cuivre , le mercure ,
l'arsenic , &c. Si l'on dit que
les accidents auxquels sont sujets ceux qui travaillent ces métaux , dépendent bien moins des
molécules minérales , qui passent avec l'air dans les poumons,
que des molécules qui , se mêlant à la salive , passent dans l'es-
tomac & les intestins ; je répon-
drai qu'il est indifférent par
quelles voies ces substances produisent les maladies ; il suffit
qu'elles en produisent, pour être
autorisé à dire que les vapeurs
répandues dans l'air peuvent
en occasionner. On peut donner
la petite vérole en faisant respirer par le nez la même poudre
qu'on introduit dans le sang par
l'inoculation ordinaire. Que le
pus variolique produise son ef-

fet en paſſant dans les poumons, ou en agiſſant immédiatement ſur la membrane pituitaire, cela eſt fort indifférent. Ceux qui pilent les cantharides, ainſi que ceux auxquels on applique des emplâtres chargées de cette poudre, reſſentent des ardeurs d'urine : les urines de ceux qui travaillent la térébenthine répandent une odeur de violette. Je ſais que le ſel des cantharides & l'eſprit de térébenthine peuvent paſſer dans le ſang immédiatement par les pores de la peau ; mais de quelque façon que ces matieres s'y inſinuent, elles produiſent des effets ſenſibles, d'où l'on peut conclure, que les vapeurs qui nagent dans l'air, peuvent produire des effets ſalutaires ou nuiſibles.

On eſt promptement ſuffoqué par les vapeurs ſulphureuſes qui ſe mêlent avec l'air, ſoit qu'el-

les foient un produit de la fermentation , comme quand le
vin , le cidre , la bierre bouil-
lent , foit que ces vapeurs foient
dégagées par le feu , comme
quand on allume le foufre ou le
charbon de bois. On a vu ci-
deffus quelles font les fâcheufes
fuites des exhalaifons qui s'élevent des marécages ; néanmoins
les matieres , mêlées avec l'air ,
ne font pas toujours contraires
à la fanté , puifque les Médecins
confeillent fouvent les fumées
aromatiques pour les maux de
poitrine , les douleurs de nerfs ,
&c, & que les fumigations font
généralement employées pour
définfecter les lieux attaqués de
la contagion.

Après avoir fuffifamment prouvé que les différentes qualités
de l'air qu'on refpire , ou dont
on eft environné , influent beaucoup fur la fanté des animaux ,

nous allons prouver, qu'il y a dans les vaisseaux plusieurs causes qui concourent à altérer l'air qui y est renfermé.

ARTICLE IV.

Des causes qui peuvent altérer l'air des vaisseaux.

» ON PEUT dire en général
» que l'air ne reste pas tou-
» jours dans le même état.
» Semblable à une liqueur
» qui peut diversement se co-
» lorer, en recevant dans ses
» pores des parties étrangeres,
» l'air acquiert différentes qua-
» lités par les vapeurs qui se mê-
» lent avec lui : ainsi, comme
» on l'a vu plus haut, il est dans
» certains lieux pénétré des ex-
» halaisons que fournissent les
» terreins gras & marécageux ;
» ailleurs il se charge de parties

» fulphureufes minérales , & de
» fels volatils ; dans les bois,
» & dans les champs couverts
» de verdure ou de fleurs, il eft
» imprégné de la tranfpiration ,
» ainfi que de l'efprit volatil &
» aromatique de ces plantes ;
» dans les villes, la tranfpira-
» tion abondante de ceux qui y
» habitent , celle des animaux,
» la fumée, l'évaporation des
» ruiffeaux, des boues & des
» égouts, fe répandent dans l'air,
» & l'infecteroient peut-être en
» peu de temps fi le vent ne
» le renouvelloit par celui de la
» campagne ».

A ces caufes de l'altération de l'air, il s'en joint quantité d'autres dans les hôpitaux. La refpiration d'un nombre d'hommes plus ou moins malades, mais tous mal-fains ; leur tranfpiration qui, dans plufieurs maladies, eft très-abondante & toujours

jours infecte ; les crachats pu-
rulents , les excréments , le pus
qui s'échappe des plaies, les emplâtres , les médicaments , les
aliments même , font autant de
caufes de la corruption de l'air ,
fur-tout dans des endroits prefque toujours trop refferrés , &
où il eft impoffible d'entretenir
une grande propreté. De cette
infection de l'air , il fuit que certaines maladies attaquent infailliblement ceux qui , pour fecou-
rir les malades , s'expofent continuellement à refpirer un air
femblable. De-là vient que certaines opérations , quoique faites par des Chirurgiens habiles
& fort adroits , ne réuffiffent
prefque jamais. Mais ces réflexions font étrangeres à notre
objet ; & comme M. de Morogues a étudié avec attention les
caufes de l'altération de l'air
dans les vaiffeaux , & les moyens

C

d'y remédier , nous ne pouvons rien faire de mieux que de rapporter ses propres paroles.

» Pendant le cours d'une cam-
» pagne qu'il fit en 1745 , il
» compara deux thermometres
» égaux , l'un placé dans la cale
» aux vivres , & l'autre dans la
» grande chambre d'une frégate
» de trente canons , comme
» étant les deux endroits du vaif-
» feau où l'air differe le plus
» fenfiblement : le premier , par
» la qualité & la quantité des vi-
» vres qui s'échauffent dans cet-
» te cale , par la tranfpiration
» des gens qui y habitent conti-
» nuellement , enfin par la lu-
» miere d'une lampe qu'on y
» entretient ; le fecond , parce
» qu'il tenoit les fenêtres de la
» grande chambre prefque tou-
» jours ouvertes , & que perfon-
» ne n'y couchoit. En fuivant
» exactement les degrés des

» deux thermometres, il a tou-
» jours remarqué que l'air de la
» cale, lorsque l'écoutille* est fer-
» mée pendant quelque temps,
» étoit plus chaud que celui de
» la grande chambre, & que
» lorsque l'écoutille étoit ou-
» verte, la cale suivoit à peu
» près la température de l'air
» extérieur. Les deux thermo-
» metres, dans ce dernier cas,
» montoient ou baissoient pres-
» que en même temps, avec
» cette différence cependant,
» que les variations du thermo-
» metre de la cale étoient tou-
» jours entre les deux extrêmes
» de la variation du thermome-
» tre de la chambre; c'est-à-dire,
» que l'air de l'atmosphere de-
» venant plus frais, le thermo-
» metre de la cale, l'écoutille
» ouverte, baissoit au dessous

* *Ecoutille :* on appelle ainsi les trappes pratiquées sur les ponts, pour communiquer dans l'intérieur d'un Vaisseau.

C ij

» du degré d'élévation où il avoit
» été, l'écoutille fermée, & que
» celui de la chambre baiſſoit
» encore plus. Il remarqua en-
» core que, l'air extérieur s'é-
» chauffant, le thermometre de
» la cale, l'écoutille ouverte,
» ne montoit pas tant que celui
» de la chambre ; de ſorte qu'il
» y avoit entre les deux thermo-
» metres un degré au moins de
» différence , & quelquefois
» deux ou trois. Ces expérien-
» ces ont été faites aux côtes de
» France, dans le mois de Fé-
» vrier, & au mois de Juin, dans
» un climat, où pendant une ſai-
» ſon moins tempérée, les va-
» riations auroient été plus gran-
» des.

 » Il faut remarquer que l'air
» de la cale paroît plus chaud
» qu'il n'eſt réellement ; car lorſ-
» qu'on deſcend dans une cale,
» principalement dans celle des

» vivres, on fent toujours une
» vapeur chaude & de mauvaife
» odeur, capable de faire tom-
» ber en foibleffe une perfonne
» délicate qui n'y feroit point
» accoutumée. Il femble, à ju-
» ger par le feu qui monte alors
» au vifage, & par le mal de tête
» dont on fe trouve fubitement
» faifi, que ce mauvais air foit
» beaucoup plus chaud que l'air
» extérieur ; mais c'eft un fenti-
» ment trompeur, comme le
» thermometre le fait connoître ;
» car fi, dans le temps de l'ex-
» périence, l'air eft dans un de-
» gré moyen de chaleur, on
» fent plus de chaleur dans la
» cale qu'au haut du vaiffeau,
» quoique le thermometre de la
» cale foit à un degré plus bas
» que celui de la chambre. Cet-
» te erreur de fenfation vient
» premiérement, de ce que l'air
» des cales étant fort chargé

C iij

» de vapeurs & circulant très-
» peu, forme une espece d'at-
» mosphere épaisse, qui enve-
» loppe les personnes qui sont
» dans la cale, & ne permet pas
» au tourbillon de leur propre
» transpiration, de se dissiper &
» de se perdre dans l'air : or
» comme la transpiration est
» elle-même plus chaude que ne
» l'est l'air extérieur, il arrive
» que les personnes qui en sont
» enveloppées en ressentent la
» chaleur. Cet effet ne s'apper-
» çoit point en plein air, parce
» que son agitation continuelle
» dissipe ce tourbillon, auquel
» succede un air nouveau qui
» imprime un sentiment de fraî-
» cheur. Cette perpétuité de la
» même atmosphere fait en par-
» tie que les plongeurs, qui sont
» renfermés dans des cloches,
» sont bientôt pris d'une sueur
» incommode, quoiqu'ils soient

» dans un lieu rafraîchi par une
» maſſe d'eau qui eſt plus fraîche
» dans l'été que l'air extérieur.

» Quant à la ſenſation de fa-
» deur, qui répugne & fait tom-
» ber en foibleſſe les perſonnes
» délicates, elle dépend de la
» qualité particuliere de l'air de
» la cale. En effet, on remar-
» que ici à peu près les mêmes
» phénomènes que dans les mi-
» nes naturellement chargées
» de vapeurs ſouterreines. Le
» thermometre, qui s'y entre-
» tient à un degré plus bas que
» celui de l'air extérieur, en dé-
» montre, comme on l'a dit, la
» différence réelle ; & la flam-
» me d'une bougie, qui paroît
» ſenſiblement avoir moins de
» vivacité dans les cales, ainſi
» que dans les mines, fait con-
» noître, par la foibleſſe de ſa va-
» cillation & de ſa lumiere, de
» même que par ſon peu d'in-

» tenſité , que l'air de la cale a
» perdu une partie de ſon reſſort.
» On ſait qu'une lumiere s'éteint
» dans les endroits remplis de
» matiere ſulphureuſe, & même
» ſous une cloche , toutes les
» fois que l'air qui y eſt renfer-
» mé ſe trouve privé de ſon élaſ-
» ticité , ou qu'il s'en eſt abſor-
» bé une partie par le mêlange
» des parties graſſes & groſſieres
» qui ſe ſont élevées dans l'in-
» flammation » .

Ces effets ſont très - ſenſibles dans les celiers où il y a du vin en fermentation, dans certaines latrines, dans des mines où les lumieres s'éteignent & où les ouvriers ſont ſuffoqués en un inſtant ; on peut encore s'en aſ-ſûrer par des expériences aiſées à exécuter. Si l'on brûle une pe-tite quantité de ſoufre, ou du charbon de bois, dans un en-droit exactement fermé, on verra les lumieres n'y brûler que foiblement , & elles ne tarderont pas à s'éteindre entiérement. Nous avons renfermé dans un grand ballon de verre une petite bougie : au bout de quelques minutes , lorſqu'elle étoit prête à s'éteindre , elle ſe rallumoit toutes les fois qu'avec un ſoufflet on introduiſoit de nouvel air dans le ballon ; & cela ſubſiſta tant que nous pûmes forcer, au moyen du ſoufflet , de nouvel air à entrer dans le ballon , en comprimant beaucoup celui qui y étoit renfermé. On fera bien de conſulter , ſur cette altération de l'air , les expériences de M. Hales , rapportées dans ſon Traité de l'analyſe de l'air.

Une bougie, une chandelle , ſont donc des inſtruments bien ſimples & bien commodes pour juger ſi l'air eſt dans un état con-

venable à la respiration des animaux. Il faut se garder de respirer tout air dans lequel la lumiere peut s'éteindre; on seroit étouffé sur le champ : &
plus la vivacité de la lumiere
sera diminuée, moins l'air sera
sain : on peut donc, par ce
moyen, juger de l'état de l'air
convenable à la respiration, en
plaçant deux bougies allumées
de même longueur, de même
grosseur, & qui ayent des mê-
ches pareilles, l'une dans un
lieu où l'on est certain que l'air
est sain, & l'autre dans le lieu
où existe un air de la qualité duquel on veut s'assurer : il faut
avoir grande attention que les
flammes des deux bougies n'y
soient point agitées par le vent.
Si la bougie qui sera dans l'endroit dont on veut éprouver
l'air, dure plus long-temps que
l'autre, on sera assuré que l'air

y eſt plus mal-ſain, & d'autant
plus contraire à la ſanté, que
cette bougie durera plus long-
temps que l'autre. Ainſi en prenant toutes les précautions dont
j'ai parlé, & apportant une grande attention à ce que les bougies ſoient faites d'une même
cire, à ce que la chaleur ſoit à
peu près pareille dans les deux
endroits, on aura une meſure
aſſez exacte de la différente qualité de l'air qu'on reſpirera dans
ces lieux différents.

» L'air des cales a peu de cir-
» culation, & il eſt fort chargé
» de vapeurs ; par cette raiſon,
» il eſt très-contraire à la ſanté
» des équipages. Nous éprou-
» vons que l'air, pour être pro-
» pre à la reſpiration, doit être
» dans un degré moyen de con-
» denſation, frais & en mouve-
» ment ; & nous ſavons par ex-
» périence, qu'un air chargé de

» vapeurs grossieres devient nui-
» sible à la santé des animaux.
» Les seules exhalaisons , qui
» s'échappent du corps d'un ani-
» mal , sont capables d'infecter
» l'air & de faire périr celui qui
» le respire ». Un plongeur renfermé dans une cloche qui le
garantit de l'eau , quoique dans
un air tempéré , est obligé ,
après un temps assez court , de
prendre de grandes & fréquentes respirations : quoiqu'il soit
dans un lieu frais , il entre en
sueur , & bientôt il seroit suffoqué , si on ne le mettoit à portée
de respirer un air nouveau. » On
» a éprouvé qu'un oiseau ren-
» fermé sous une cloche , dont
» cependant on n'a pas pompé
» l'air , s'agite bientôt après &
» devient inquiet ; qu'au bout
» d'une heure & demie , il pa-
» roît malade , qu'il vomit , &
» qu'au bout de deux heures , il

» eſt près d'expirer » . Cette expérience eſt de M. Hales.

Pluſieurs choſes contribuent
à altérer cet air qui ne peut ſe
renouveller : la tranſpiration inſenſible de l'animal altére l'air
avec lequel elle ſe mêle. Il y a
plus ; il eſt prouvé par des expériences , que l'air qui a été
reſpiré une fois , n'eſt plus propre à communiquer au ſang la
réparation qu'il doit recevoir
dans les poumons. Le Docteur
Hales s'eſt aſſuré de ce fait , en
reſpirant pluſieurs fois de l'air
contenu dans une veſſie. Mais
on peut , par pluſieurs moyens ,
précipiter l'altération de cet air:
en mettant une bougie allumée
ſous la cloche où l'on a renfermé un oiſeau , il périt alors en
très-peu de temps ; & la vapeur
du ſoufre brulant le ſuffoque ſur
le champ.

» Ces expériences , faciles à

» exécuter , font juger de la
» mauvaife qualité de l'air de
» l'entrepont & des cales des
» vaiffeaux. Les vivres s'y
» échauffent, & par une fermen-
» tation très-fenfible , ils répan-
» dent une exhalaifon dange-
» reufe : d'un autre côté, les bef-
» tiaux, placés dans l'entrepont,
» contribuent à altérer l'air par
» leur fumier , par la mauvaife
» odeur de leur laine graffe, par
» leur tranfpiration & leur ref-
» piration ».

Il eft cependant vrai que dans les campagnes, les payfans qui logent dans les étables ne paroiffent pas affeſtés de maladies particulieres ; mais par leur façon de vivre, ils refpirent très-fouvent un autre air que celui-là. Nous n'attribuons aux beftiaux qu'une partie de l'altération de l'air de l'entrepont ; car bien d'autres caufes concou-

rent avec celle-là. » La malpro-
» preté, & le grand nombre de
» gens qui couchent dans ce mê-
» me entrepont avec leurs ha-
» bits, souvent pénétrés d'hu-
» midité ou de sueur, sont des
» causes encore plus réelles de
» la corruption de l'air. On s'en
» apperçoit bien sensiblement,
» quand on descend pendant la
» nuit dans l'entrepont, ou lors-
» qu'on passe seulement auprès
» d'une écoutille ouverte. Quoi-
» que la sensation désagréable
» & suffoquante, qu'on éprouve
» dans ce moment, suffise sans
» doute pour faire appercevoir
» qu'il est arrivé à l'air de l'en-
» trepont un changement consi-
» dérable, il n'est pas hors de
» propos d'entrer dans un dé-
» tail sur les autres causes qui
» concourent à altérer cet air.

» Il se mêle dans l'air des
» vaisseaux une vapeur très-per-

» nicieufe, dont on n'a pas en-
» core parlé, c'eft celle qui s'é-
» leve de l'eau qui fe corrompt,
» & qui croupit en féjournant
» dans le fond des vaiffeaux ».

L'eau de la mer ne contient pas affez de fel pour empêcher qu'elle ne fe corrompe, & au contraire fon bitume, qui s'ex-halte par la fermentation, augmente fon infection. »Le port de
» Rochefort en a vu un exemple
» très-remarquable, dont il eft
» fait mention dans les obferva-
» tions anatomiques de l'hiftoire
» de l'Académie Royale des
» Sciences, année 1745. Un ma-
» telot tomba mort en débon-
» donnant une futaille d'eau de
» mer au défarmement de la
» flûte du Roi le Chameau; fix
» de fes camarades, qui étoient
» à quelque diftance de lui, fu-
» rent renverfés, agités de vio-
» lentes convulfions, & perdi-
» rent

» rent connoiſſance : le Chirur-
» gien-major du vaiſſeau, qui
» étoit accouru pour les ſecou-
» rir, éprouva les mêmes acci-
» dents : le mort rendoit le ſang
» par la bouche, le nez, les
» oreilles : ſon cadavre, noir &
» enflé, fut ſi promptement cor-
» rompu qu'on n'en put faire
» l'ouverture ».

Voilà les mêmes accidents
qui arrivent à l'ouverture des latrines : on a vu pluſieurs fois que
les vapeurs infectes qui en ſor-
tent ſuffoquoient les ouvriers,
& même s'enflammoient à l'approche d'une lumiere.

» La corruption de l'eau de la
» ſentine * n'eſt pas portée à un
» auſſi haut point ; mais elle ſe
» manifeſte par l'odeur infecte
» qui ſe répand quand on fait
» jouer la pompe, par la couleur

---

* La *Sentine* eſt le lieu où ſe raſſemblent les eaux
qui pénétrent dans les Vaiſſeaux : cette eau eſt d'autant plus puante que les Vaiſſeaux font moins d'eau.

D

» noire de cette eau , & par
» l'impreſſion qu'elle fait ſur les
» métaux qu'elle noircit promp-
» tement.

» On a déja parlé de la tranſ-
» piration des perſonnes qui ha-
» bitent le fond des vaiſſeaux ;
» on va maintenant faire voir
» qu'elle doit être eſtimée pour
» beaucoup, quelque inſenſible
» qu'elle paroiſſe. Il eſt démon-
» tré par les expériences, que la
» perte que chaque homme fait
» en vingt-quatre heures , ſoit
» par la tranſpiration , ſoit par
» l'humidité de l'haleine , eſt au
» moins du poids de vingt-quatre
» onces. Donc ſi dans une fré-
» gate de trente canons , & de
» deux cents cinquante hommes
» d'équipage , on ſuppoſe qu'il
» y ait toujours cent hommes
» dans l'entrepont & la cale , ce
» qui eſt peu , il réſulte qu'il ſe
» répand en vingt-quatre heures

» cent cinquante livres de va-
» peurs tranſpirées ou expirées,
» qui ſe mêlent avec l'air de
» l'entrepont & de la cale.
» L'humidité des habits , celle
» du fumier & de la tranſpira-
» tion des beſtiaux , l'eau qui ſe
» répand , ainſi que les vapeurs
» qui s'échappent des bois & de
» toutes les matieres qui con-
» tiennent de l'humidité , dou-
» blent au moins cette ſomme
» qu'on peut , ſans exagération ,
» porter à trois cents livres.
» Quoiqu'il ne ſoit pas poſſible
» d'évaluer avec préciſion ces
» exhalaiſons , non plus que les
» vapeurs qui s'élevent par la
» fermentation de l'eau croupie
» de la ſentine & des vivres ,
» on peut , en allant au rabais ,
» mettre cette derniere partie à
» cinquante livres ; le total ſera
» alors de trois cents cinquante
» livres. Ainſi l'on voit qu'il ſe

» répand chaque jour, dans une
» frégate de trente canons, un
» volume de mauvaifes exha-
» laifons à peu près égal à cinq
» pieds cubes d'eau : c'eft-à-
» dire , que cette maffe d'eau
» exifte toute entiere en va-
» peurs , mêlée avec l'air de
» l'entrepont & de la cale ; &
» s'il s'en diffipe quelque chofe,
» cette quantité eft abondam-
» ment remplacée par les nou-
» velles exhalaifons , dont la
» fource fubfifte dans l'intérieur
» du vaiffeau. Je dirai plus : la
» quantité des vapeurs augmen-
» te journellement; puifque les
» parties les plus groffieres ,
» après s'être élevées dans l'air,
» & avoir flotté quelque temps
» dans ce fluide, s'attachent &
» s'embarraffent dans les pores
» qui font à la furface des corps
» qu'elles touchent. Souvent
» même ces vapeurs les péne-

» trent affez profondément ; &
» c'eft de - là que vient cette
» odeur forte , & fi difficile à fe
» diffiper , que contractent les
» vêtements & tout ce qui a été
» embarqué » .

Mais l'altération de l'air des vaiffeaux eft bien autrement augmentée , quand une partie de l'équipage tombe malade ; car alors il s'éleve une grande quantité de vapeurs , des plaies, des emplâtres , des remedes , des linges fales , des excrements , & des fueurs ; & l'on doit remarquer que le venin des maladies , s'échappant ordinairement par les felles, les urines , les crachats , ou les fueurs, ces évacuations abondantes & putrides doivent beaucoup infecter & corrompre l'air avec lequel elles fe mêlent. Il eft donc à propos de faire ici l'application de ce que nous avons dit des hôpitaux , avec cette confidération , que le lieu étant plus petit, l'altération de l'air y fera plus grande & plus prompte. » Mais , fans avoir égard à ces » cas particuliers , il eft aifé de » déterminer le rapport du vo- » lume des vapeurs avec celui » de l'air de la cale. Car l'efpace » rempli d'air dans l'entrepont » & dans la cale d'une frégate » de 30 canons , fuppofée arri- » mée, eft au plus de 20000 pieds » cubes ; or la denfité de l'air » étant à celle de l'eau , à peu » près comme 1 eft à 1000, les » 5 pieds cubes de vapeurs con- » denfées , réduits à la confiftan- » ce de l'air , occuperont 5000 » pieds cubes , du poids de 645 » grains , lefquels déplaceront » autant d'air. On voit par-là » qu'il y aura dans les 20000 » pieds cubes d'air de la cale & » de l'entrepont , un quart de

» mauvaifes exhalaifons ; cepen-
» dant le poids de l'air variant
» dans l'année de 7 dragmes 9
» grains à 14 dragmes 19 grains,
» ce qui établit le poids moyen
» d'un pied cube d'air de 765
» grains , fi on en retranche un
» quart pour le remplacer par
» un volume égal de vapeurs , il
» fera réduit au poids de 735
» grains ; ce qui fait voir qu'on
» n'appercevra pas que l'air de
» la cale , quoique chargé de va-
» peurs , foit fenfiblement plus
» ou moins pefant que l'air ex-
» térieur.

» Un air auffi chargé de va-
» peurs fulphureufes que celui
» dont on vient de parler a , fans
» doute , perdu beaucoup de fon
» élafticité ; c'eft même un fait
» qui a été folidement établi par
» les expériences de M. Hales :
» mais cet air , dans l'état de
» corruption où il eft , fournit

» sans cesse à la respiration des
» mêmes hommes, & par cet
» emploi il souffre encore une
» grande altération : nous al-
» lons faire voir à peu près à
» quoi elle peut aller.

» La quantité d'air qu'un
» homme aspire, par une respi-
» ration moyenne, est d'environ
» 17 à 18 pouces cubes. Il suit
» des expériences de M. Hales,
» qu'il s'absorbe dans les pou-
» mons, près d'une cent-quaran-
» tieme partie de cet air, c'est-
» à-dire, environ 2 pouces cu-
» bes & demi par minute ; par-
» ce qu'un homme, dans un
» état de repos, fait au moins
» vingt respirations ordinaires
» pendant ce temps. Mais ce
» n'est pas encore là toute la
» perte de l'air ; celle-ci arrive
» dans l'air libre, & elle ne fait
» qu'une partie d'une autre plus
» considérable. M. Hales a ob-
» servé,

» ſervé, qu'ayant reſpiré pen-
» dant deux minutes & demie
» 370 pouces cubes d'un même
» air, renfermé dans une veſſie
» préparée pour cette expérien-
» ce, la vingt-neuvieme partie
» de cet air avoit perdu ſon
» élaſticité ; c'eſt-à-dire, qu'il y
» avoit eu près de 13 pouces
» cubes d'air abſorbés. On voit,
» par cette expérience , com-
» bien l'air de l'entrepont & de
» la cale doit perdre de ſon élaſ-
» ticité, étant reſpiré par plus
» de cent perſonnes dans un
» endroit reſſerré, &, comme on
» l'a déja dit, rempli d'autres
» vapeurs : il me ſemble, qu'eu
» égard à cette ſeconde cauſe
» d'altération, on peut ſuppo-
» ſer qu'au lieu de deux pouces
» & demi cubes, naturellement
» abſorbés en une minute dans
» l'air libre, il y en a ici envi-
» ron le double : en comptant

E

» donc fur 5 pouces cubes, il
» s'en abforbe 3600 dans les
» poumons de chaque homme
» en 12 heures de féjour dans
» la cale ou. dans l'entrepont ;
» mais à caufe de la communi-
» cation de l'air intérieur avec
» l'air extérieur, & en confidé-
» rant que l'un n'eft féparé de
» l'autre que de l'épaiffeur du
» premier pont fur lequel l'équi-
» page fe tient, & où fe fait le
» mêlange des deux airs, c'eft
» peu rifquer que de dire que
» celui qu'ils y refpirent eft éga-
» lement compofé de parties
» égales de l'un & de l'autre.
» Ainfi dans les 12 heures que
» l'équipage eft dans l'entre-
» pont, chaque homme abforbe
» 1800 pouces cubes de cet
» air, à ne compter que fur 2
» pouces $\frac{1}{2}$ cubes par minute,
» ce qui fait en total 5400 pou-
» ces en 24 heures, c'eft-à-dire,

» plus de 3 pieds cubes d'un air
» fort corrompu. Mais par ce
» qu'on a remarqué ci-deſſus,
» qu'un quart de l'air de la cale
» n'eſt que vapeurs, & que dans
» l'air qu'on reſpire dans l'en-
» trepont, il y en a au moins
» une huitieme partie, on voit
» qu'il paſſe chaque jour dans
» les poumons, outre l'air natu-
» rel abſorbé, les 2 tiers d'un
» pied cube de vapeurs, c'eſt-à-
» dire, le poids de 430 grains
» qui, réduits à la conſiſtance
» de l'eau, forme un volume
» égal à près de cinq quarts de
» pouces cubes : allons au rabais
» des ſuppoſitions, & comptons
» ſeulement ſur un pouce cube ;
» comptons même, ſi l'on veut,
» ſur un demi-pouce cube, &
» l'on ſentira encore quel effet
» doit produire un liquide auſſi
» empoiſonné, qui ſe mêle dans
» le ſang & abreuve les pou-
» mons.   E ij

» Après l'examen qu'on vient
» de faire, on ne doutera pas,
» je crois, qu'un air auſſi altéré
» que celui des fonds d'un vaiſ-
» ſeau, & autant chargé de par-
» ties groſſieres, ſulphureuſes,
» ſalines & non élaſtiques, ne
» ſoit extrêmement préjudicia-
» ble à la ſanté des équipages.
» Les poumons des gens qui reſ-
» pirent habituellement ce mau-
» vais air, s'affaiſſent peu à peu ;
» bientôt ils ſont obligés de faire
» de fréquentes & de profondes
» aſpirations, pour ſuppléer, par
» la quantité d'air, au défaut de
» ſon reſſort ; il en réſultera un
» eſſoufflement, & une fatigue
» des muſcles de la poitrine,
» qui ne ſont point accoutumés
» à cet effort ; & c'eſt-là le
» ſymptôme qui précéde preſ-
» que toujours les maladies des
» équipages. Enfin, à la ſuite
» de ce jeu forcé des poumons,

» le sang , dont toute la masse
» est obligée de passer quinze à
» vingt fois par heure à travers
» les poumons , soit pour s'y ra-
» fraîchir , soit pour y acquérir
» une nouvelle fluidité , s'ap-
» pauvrira au contraire par le
» mélange du mauvais air, & des
» vapeurs nuisibles qui l'auront
» pénétré , & il ne circulera
» plus aussi aisément ; toute la
» masse du sang s'altérera peu à
» peu , & la dépravation des li-
» queurs deviendra la cause pro-
» chaine de la plupart des ma-
» ladies qui attaquent les ma-
» rins » .

Les observations suivantes
serviront de preuve à ce qui
vient d'être dit. Ordinairement
il se montre peu de maladies
dans les traversées , à moins que
quelques gens de l'équipage
n'aient été attaqués de contagion avant le départ, ou qu'on

ne foit furpris à la mer par des brumes, ou de longs calmes, ou par des temps très-orageux & de très-longue durée, qui interrompent la chaudiere, & outrent de fatigue les matelots. Mais ces cas font rares ; ce n'eft ordinairement que quand les vaiffeaux reftent long-temps armés dans les ports, ou dans les rades mal-faines, que les matelots contractent les maladies particulieres au climat où ils fe trouvent. Les mouillages les plus mal-fains font, comme nous l'avons dit, ceux des rivieres où l'air eft fréquemment brumeux & humide, & où l'on eft à l'abri du vent ; car dans ce cas le mauvais air habituel des vaiffeaux, & fur-tout des gros vaiffeaux où il y a beaucoup de monde, fe combinant avec celui de terre qui fe trouve chargé des exhalaifons pernicieufes

qui s'élevent des terreins marécageux , occafionne les maladies les plus fâcheufes : les flux
de fang dénotent que les liqueurs tendent à la putréfaction;
bientôt les fievres intermittentes , rémittentes & double-tier-
ces fe manifeftent , & elles dégénerent en fievres malignes
qui , fi elles font contagieufes ,
affectent tout l'équipage.

» Il ne faut cependant pas
» croire que le mauvais air des
» vaiffeaux foit la caufe unique
» de toutes les maladies des
» équipages ; malheureufement
» plufieurs autres caufes y con-
» tribuent d'une façon d'autant
» plus fâcheufe , qu'il eft bien
» difficile de les éviter ».

ARTICLE V.

De ce qui occasionne les maladies dans les pays froids.

Le FROID, même le plus violent, n'eſt pas directement contraire à la ſanté, puiſque les Canadiens *, & les habitants du nord, ſont robuſtes, & qu'ils vivent plus long-temps que ceux des pays chauds. J'ai connu pluſieurs Canadiens, qui avoient ſupporté ſans peine le froid de leur pays, ſouffrir beaucoup des fraîcheurs de notre climat, y être preſque toujours attaqués de maux de poitrine & de fluxions ; mais de retour dans leur pays natal, ils y avoient recouvré en peu de temps leur

* Il n'eſt pas rare en Canada d'éprouver des froids qui font deſcendre le thermometre à 25 & 30 degrés au deſſous du terme de la congellation.

santé. Cela vient, à ce qu'il me semble, de ce que, dans nos saisons froides, l'air est chargé d'humidité, au lieu que dans le nord il est alors fort sec. On sait que l'eau, qui est beaucoup plus dense que l'air, est bien plus difficile à échauffer. C'est peut-être pour cette raison que dans notre climat on se porte ordinairement très-bien par les grandes gelées seches ; & que dans les dégels on est tourmenté de fluxions & de rhumatismes.

On remarque néanmoins que dans les campagnes d'hyver, ainsi que dans celles qu'on fait dans le nord , les équipages sont fréquemment attaqués d'affections scorbutiques, ou de fluxions , de rhumatismes, de rhumes opiniâtres, qui dégénerent en fluxions de poitrine : apparemment que, dans ces circonstances , l'air n'est pas au même degré de sé-

cheresse que celui des conti-
nents; d'ailleurs, les coups de
vent fréquents accablent les
équipages de fatigue; les exercices violents excitent une abondante transpiration, que la fraîcheur de l'air arrête précipitam-
ment; ainsi le froid subit qu'ils
éprouvent, dans le temps que
leurs pores sont ouverts, &
que leur peau est assouplie par
l'écoulement de la sueur, arrê-
tant la transpiration, occasionne
diverses maladies. » Joignons à
» cela l'effet que doit produire
» l'air froid qui entre dans les
» poumons, & qui saisit les
» matelots lorsqu'ils viennent à
» quitter l'entrepont, où ils
» éprouvent une extrême cha-
» leur, pour s'exposer subitement
» à un air très-froid, qu'ils respi-
» rent sur le pont lorsqu'ils y
» passent pour y faire leur quart».
On objectera que les matelots,

qui vont à la pêche de la morue ſur le grand banc , reviennent preſque toujours en bonne ſanté , quoiqu'ils aient à ſupporter un travail continuel & de grandes fatigues : mais la pêche de la morue ne ſe fait point dans les mauvaiſes ſaiſons ; l'exercice n'eſt pas auſſi contraire à la ſanté qu'on ſe l'imagine ; & le poiſſon frais , que les matelots mangent continuellement , peut contribuer à l'entretien de leur ſanté.

Une autre cauſe de maladie , peut-être encore plus grande que celle dont nous venons de parler , eſt la circonſtance où ſe trouvent fréquemment les équipages qui , au ſortir d'un quart pendant lequel ils ont été mouillés , ſont obligés , faute d'habits pour changer , de laiſſer ſécher leurs vêtements ſur leur corps : il en réſulte des accidents fâcheux pour le matelot qui se trouve dans cette circonstance, & pour tous ceux qui habitent l'entre-pont, par le mélange des vapeurs infectes qui contribuent à en corrompre l'air.

ARTICLE VI.

Des causes qui occasionnent les maladies dans les campagnes des pays chauds.

QUOIQUE les équipages soient exposés, dans les campagnes qui se font dans les pays froids, aux maladies dont nous venons de parler, il s'en faut beaucoup que ces campagnes soient aussi meurtrieres que celles qu'on fait dans la zone torride. Le passage subit qu'on fait d'un climat froid ou tempéré, dans un climat où les chaleurs sont extrêmes, occasionne des trans-

pirations si abondantes qu'elles
dessechent la masse du sang, laquelle prend une disposition in-
flammatoire. Les maladies com-
mencent par une constipation ,
accompagnée de maux de tête
& d'étourdissements ; les malades sentent une pesanteur dans
les yeux, & quelquefois la con-
jonctive paroît enflammée : ils
se plaignent d'une pesanteur
dans la poitrine, & leur esto-
mac semble toujours chargé :
leur pouls devient vif, & enfin
la fievre se déclare. Tous ces
symptômes indiquent la pléthô-
re, & un sang disposé à l'inflammation. Quantité de ces malades ont des hémorragies par le
nez, ensuite leurs déjections deviennent très-fréquentes , & dégénerent en dysenteries. Ces
maladies paroissent modérées
dans les commencements ; mais
elles font des progrès très-rapi-

des ; ce qui fait que les crifes arrivent bien plutôt que dans les pays froids. M. Lind, qui parle de ces maladies , ajoute que la mortification & la gangrene fe forment promptement.

Puifque l'humidité eft à craindre dans les pays chauds , il eft donc encore plus important, que dans les pays froids , d'éviter les rofées du foir & de la nuit. L'exceffive chaleur qu'un équipage a éprouvée pendant le jour, fait qu'il defire de refpirer l'air frais de la nuit;mais on paye bien cher cette fatisfaction , fur-tout fi l'on s'endort à l'air ; ceux qui font dans le mouvement & dans l'action , font moins expofés à tomber malades. La partie de l'équipage , qui eft obligée de paffer la nuit fur le pont, doit éviter de fe tenir en repos , & fur-tout de s'y endormir. Les matelots, qui ne peuvent fe difpenfer de paffer la nuit à terre , doivent fe porter fur les lieux élevés & découverts , coucher fous des tentes , & éviter , fur-tout quand ils font en fueur , de fe placer dans les endroits cou-verts d'herbe & où l'air eft trop frais. C'eft, fuivant M. Lind , une pratique très-falutaire , que d'obliger de temps en temps l'équipage à prendre le bain , foit dans l'intérieur du vaiffeau , foit dans la mer. Outre que le bain contribue à entretenir la propreté , l'expérience démon-tre qu'il eft , en général , très-fa-lutaire aux Européens qui paf-fent dans la zone torride : il n'y a point , ajoute M. Lind , de remede plus efficace , non-feu-lement pour guérir les diar-rhées , mais encore pour les prévenir , ainfi que prefque tous les autres fymptômes qui carac-térifent les maladies des pays

chauds. Cependant M. Lind recommande de s'abftenir du
bain ; 1°, lorfqu'on eft trop fatigué par le travail ; 2°, lorfqu'on
a bu avec excès des liqueurs
fortes ; 3°, lorfque l'eftomach
eft plein ; 4°, lorfque la chaleur
du climat a occafionné des érup-
tions fur la peau ; enfin il recommande de ne jamais refter trop
long-temps dans le bain.

ARTICLE VII.

*Des maladies qui paroiffent être
occafionnées par les aliments.*

LES VIANDES falées, dont
les équipages fe nourriffent, paroiffent être une des principales
caufes du fcorbut. Il femble que
les mêmes raifons, qui font que
les fels empêchent la fermentation des viandes, les rendent
auffi de difficile digeftion ; &
quoiqu'une

quoiqu'une petite quantité de
fel pût faire un obſtacle à la putréfaction, l'uſage trop abondant
& trop continuel que l'on en feroit, doit cauſer des embarras
dans les plus petits vaiſſeaux,
& ces embarras ne peuvent
manquer de fatiguer l'eſtomac
de gens qui ont à digérer des
légumes ſecs, & du biſcuit que
les matelots âgés ne peuvent
mâcher parfaitement. Les mauvaiſes digeſtions, & l'obſtruc-
tion des petits vaiſſeaux, peuvent occaſionner les ulceres de
la bouche & les taches qui dénotent le ſcorbut. Après avoir
parcouru les cauſes les plus ſenſibles des maladies qui attaquent
le plus ordinairement les équipages, il faut examiner les précautions qu'on peut prendre
pour les prévenir.

E

ARTICLE VII.

Précautions à prendre avant l'embarquement.

IL NE FAUT embarquer que des gens en bonne santé, prêter une singuliere attention à l'état des matelots qu'on tire des endroits mal-fains, & éviter fur-tout d'embarquer ceux qui, au retour d'une longue campagne, ne font pas en parfaite fanté; rien n'étant fi dangereux que d'introduire un germe de contagion dans un lieu auffi rempli d'hommes & auffi refferré que l'eft un vaiffeau, & fur-tout un gros vaiffeau armé en guerre. On doit, dans le temps de l'armement, empêcher les matelots de fe jetter à l'eau avec leurs habits; & fi quelque cas preffant ou quelque accident les y contraignoit , il faudroit les obliger de changer d'habits le plus promptement qu'il feroit poffible. Il faut éviter de furcharger de travail les matelots dans le temps de l'armement : car bien qu'un travail modéré foit utile à la fanté , les meilleurs tempéraments font toujours affoiblis par les travaux outrés.

Comme il fera à propos, pendant la campagne , d'obliger les matelots de changer de temps en temps de linge , & fur-tout d'habits , lorfqu'au fortir du quart ils feront mouillés , c'eft dans le temps de l'armement qu'on doit vifiter les facs , pour voir fi la provifion de linge & d'habits de chaque matelot eft fuffifante. Il feroit donc convenable d'établir , que le jour de la revue , il fe trouvât à bord des marchands pourvus de hardes

de peu de valeur, & dont les
Officiers fixeroient le prix, afin
que les matelots ne foient point
rançonnés. L'Officier chargé du
détail, & le Commiffaire, ou
celui qui en fait les fonctions,
obligeroient les matelots de fe
fournir de chemifes, de bas,
de gilets & autres vêtements
néceffaires, qu'on payeroit au
marchand fur les avances qu'on
fait aux matelots le jour de la
revue : moyennant ces précautions, on pourroit parvenir à
entretenir les équipages dans un
état de propreté qui ne peut
être que très-utile à leur fanté.

ARTICLE IX.

Des attentions qu'on doit avoir pendant la campagne, pour tenir l'intérieur des Vaisseaux dans un état de propreté, qui doit beaucoup contribuer à conserver les équipages en bonne santé.

ON CONVIENT généralement qu'à terre, la malpropreté occasionne des maladies ; mais combien cette cause doit-elle plus influer sur la santé des équipages dans les vaisseaux, où un grand nombre d'hommes & de bestiaux sont rassemblés dans un petit espace ? On a vu ci-dessus que tout ce qui fermente, tout ce qui se corrompt, infecte l'air de vapeurs putrides, qui le rendent mal-sain. Il faut donc éloigner, autant qu'il est possible, toutes les causes d'altération.

» On diminuera la mauvaife
» odeur qui s'exhale du fond
» des vaiffeaux, en noyant fré-
» quemment la fentine ; c'eft-à-
» dire, en jettant de l'eau dans
» le fond des vaiffeaux, & en
» la repompant immédiatement
» après : il faut renouveller cet-
» te opération jufqu'à ce que
» l'eau qu'on retire par la pom-
» pe, n'ait plus aucune mauvaife
» odeur. La pompe, qu'on pra-
» tique quelquefois à l'avant des
» vaiffeaux, ferviroit utilement
» à y faire entrer l'eau de la mer;
» mais il feroit encore bien plus
» commode d'établir, comme le
» font les Anglois, un robinet
» de cuivre fur un membre, dans
» la cale, à quatre ou cinq pieds
» fous l'eau, vers le milieu du
» vaiffeau ». Il eft fingulier qu'u-
ne invention auffi fimple & auffi
utile, n'ait point été adoptée
fur les vaiffeaux François. On

croit qu'il eſt toujours dangereux de percer un membre ;
mais ne le perce-t-on pas pour
placer une gournable ? & le trou
que l'on feroit ne ſeroit-il pas auſſi
exactement fermé par un fort
robinet de cuivre que par un
clou ou une cheville ? un cade-
nat mis au robinet préviendroit
tous les accidents qu'on pourroit craindre de l'uſage de ce robinet.

Les attentions qui concer-
nent la propreté, doivent s'é-
tendre à toutes les parties du
vaiſſeau : elles conſiſtent à empêcher qu'aucune perſonne de
l'équipage ne prenne ſes repas
dans l'entrepont ; à faire gratter
fréquemment, & balayer très-
ſouvent, tous les hauts des vaiſſeaux, ſur-tout intérieurement,
& par préférence le poſte des
malades, & les endroits où l'on
place les beſtiaux & les cages à

poules, qu'il ne faut jamais mettre, sous quelque prétexte que
ce soit, dans la cale. Il faudra
sur-tout bien faire laver ces endroits, & ne les laver que pendant la chaleur du jour, afin que
l'humidité ait le temps de se
dissiper avant la nuit. On défen-
dra très-expressément de répandre de l'eau dans les entreponts quand on sera obligé de
fermer les sabords, & dans tous
les cas où l'humidité ne pourroit pas se dissiper promptement.

Les précautions pour la propreté doivent aussi s'étendre à
une autre partie bien essentielle,
j'entends les hommes de l'équipage. » Il seroit à souhaiter à
» cet égard, que l'Officier char-
» gé particuliérement du détail
» & de la discipline du vaisseau,
» obligeât les gens de l'équipa-
» ge à changer de linge, à se la-
» ver & à se peigner. Cette po-
lice

» lice feroit facile à établir ; il
» ne faudroit pour cela que par-
» tager les quarts des matelots
» par efcouade : un Quartier-
» maître répondroit de la pro-
» preté de fa divifion , & ce fe-
» roit à lui que l'Officier de dé-
» tail s'en prendroit fi l'un de
» fes matelots fe trouvoit être
» mal-propre & craffeux. L'Of-
» ficier-marinier de chaque état
» répondroit de même de fes
» Officiers - mariniers fubalter-
» nes : tout cela deviendroit
» pratiquable , au moyen de l'at-
» tention qu'on auroit eue d'o-
» bliger les matelots de fe pour-
» voir de hardes & de linge ».

Le Commis aux vivres pourroit même avoir un coffre rempli de toutes fortes de hardes ,
qu'il fourniroit, à prix coutant,
aux matelots qui en voudroient
acheter à compte fur leur paye.

» Il eſt à propos de faire fré-

» quemment *branle - bas* , pour
» faire prendre l'air aux hardes
» des matelots ; & l'on profitera
» de ce temps d'exercice pour
» nettoyer mieux l'entrepont ,
» & pour parfumer, comme nous
» le dirons dans la fuite , les
» hardes avant de les mettre
» dans les filets du baftinguage ,
» où elles prendront l'air ».

On fera bien encore de faire paffer au four les hardes des matelots pour en détruire la vermine , & empêcher qu'elle ne fe communique dans l'équipage.

On éviteroit affurément une grande fource de la corruption de l'air , fi l'on pouvoit placer les beftiaux ailleurs que dans l'entrepont : c'eft aux Officiers zélés à faire fur cela des tentatives ; mais fi la chofe étoit reconnue impoffible , nous propoferons des moyens pour diminuer le mal.

Il est certain qu'en apportant une attention continuelle à purifier la sentine, & à entretenir dans une grande propreté l'intérieur du vaisseau & les équipages, on diminuera beaucoup le mauvais état de l'air qu'on est obligé de respirer ; mais on ne parviendra pas à l'entretenir dans un état de salubrité. Pour s'en convaincre, il n'y a qu'à se rappeller ce que nous avons dit sur les effets que produisent sur l'air la transpiration & la respiration des hommes & des bestiaux. Le seul moyen d'obvier à cet inconvénient, est de renouveller fréquemment l'air de la cale & des entreponts : nous en allons parler dans l'article suivant.

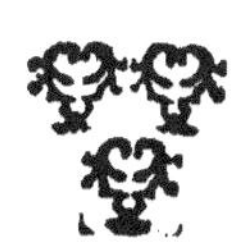

G ij

ARTICLE X.

Néceſſité de renouveller fréquemment l'air de la cale & des entreponts : Expoſition des différents moyens qu'on peut y employer.

APRÉS ce qui a été dit dans les articles précédents, on doit être maintenant perſuadé que, pour conſerver dans l'intérieur du vaiſſeau un air ſain & convenable à la ſanté, il eſt indiſpenſablement néceſſaire d'entretenir l'air de la cale & des entreponts dans une circulation continuelle ; ou plutôt, de ſubſtituer de l'air ſain & nouveau à celui qui a reçu un commencement d'altération. Il y a pluſieurs moyens, plus ou moins commodes, pour produire ce bon effet. Nous nous propoſons

de les expofer, & de faire remarquer leurs avantages particuliers. Mais il convient d'obferver, avant d'entrer dans ces
détails, que l'air altéré par les
vapeurs produites, foit par la
fermentation des matieres con-
tenues dans la cale, foit par la
tranfpiration & la refpiration
des animaux, par leurs excréments, &c, que cet air altéré eft
plus léger qu'un air pur & fain,
parce que toutes ces vapeurs
qui l'alterent font volatiles. Si
on veut s'en affurer par une expérience très-aifée à exécuter,
il fuffira de monter avec une
échelle près le plafond d'une
falle d'hôpital qui renfermeroit
un grand nombre de malades.
Si vers le bas de cette falle on
fent une odeur fort fupportable,
on en fera prefque fuffoqué
quand on fera monté près du
plafond. Dans les falles de fpec-

tacles , on fent toujours une mauvaife odeur dans les loges élevées. Il faut donc être bien perfuadé que l'air chargé de vapeurs , ou tout air qui eft peu élaftique , & par conféquent mal-fain , eft plus léger que l'air pur ; que cet air infecté furnage l'air pur comme l'huile furnage l'eau , & qu'il s'éleve dans l'air pur , comme on voit fenfiblement que s'éleve la fumée. Ces connoiffances font néceffaires pour la parfaite intelligence de ce que nous avons à dire fur la façon de renouveller l'air dans les vaiffeaux. On peut employer pour cela plufieurs moyens : 1°, les ventoufes : 2°, les manches à vent : 3°, les foufflets : 4°, l'attraction occafionnée par le feu. Nous allons difcuter, les uns après les autres, ces différents moyens dans autant d'articles particuliers.

ARTICLE XI.

Des Ventoufes.

Pour bien comprendre le bon effet qu'on peut efpérer des ventoufes, il eft néceffaire de connoître la capacité intérieure d'un vaiffeau ; & pour cela il faut jetter les yeux fur la figure gravée qui eft à la fin de ce mémoire (Planche I, fig. 1.). Elle repréfente la coupe d'un vaiffeau par un plan élevé perpendiculairement : ab eft le premier pont, cd eft le fond de la cale ; par conféquent $abcd$ repréfente la capacité intérieure de la cale qui contient tous les vivres, les apparaux de rechange, & la plupart des munitions de guerre.

Les pompes qui tirent l'eau croupiffante au fond du vaiffeau, font établies près des deux mâts majeurs *e f*. Le second pont est marqué *g h* : ainsi *ab*, *g h* est l'entrepont, ou l'espace compris entre les deux ponts, dans lequel couche l'équipage, & où sont placés les bestiaux & les malades : *i k*, le demi-pont qui forme le gaillard d'arriere : *l m*, le demi-pont qui forme le gaillard d'avant : *n n*, les écoutilles ou les trappes du premier pont : *o o*, les écoutilles ou les trappes du second pont : *p p*, les écoutilles des ponts & des gaillards. Cette courte description suffit pour l'intelligence de ce que nous avons à dire sur les ventouses.

Les ventouses ne font autre chose que des ouvertures par lesquelles l'air infecté peut s'échapper. Mais pour en tirer tout l'avantage possible, il faut avoir égard à trois circonstances, sans lesquelles ces ouver-

tures deviendroient prefque inutiles.

1°. Comme la caufe qui doit
déterminer les vapeurs à s'é-
chapper, eft leur légéreté, par
comparaifon à celle de l'air pur,
inutilement feroit-on une ouverture ou un fabord en *y* pour
laiffer échapper les vapeurs de
l'entrepont *a b g h* : ce fabord *y*
permettra bien à de l'air pur
d'entrer dans l'entrepont ; mais
il reftera au-deffus de ce fabord
un nuage d'air infect, parce
qu'il n'y a aucune caufe qui
puiffe déterminer cet air altéré
& léger, à defcendre dans **un**
air pur & plus pefant que lui
pour s'échapper par le fabord *y*.
Il n'en feroit pas de même, fi
l'on ouvroit un fabord en *r* immédiatement fous le fecond
pont ; car comme ce fabord feroit placé à la partie la plus élevée de l'entrepont *a b g h*, la

feule légéreté des vapeurs les
détermineroit à s'échapper par
cette ouverture. Et si l'on fup-
pofe que l'on ouvre dans les
temps calmes les deux fabords
q & r, l'air pur & fain entrera
par le fabord y, & l'air infecté
fortira par le fabord r.

Ceci bien entendu, on con-
cevra aifément que, fi l'on fe
propofe d'introduire de l'air
fain dans quelque partie que ce
foit d'un vaiffeau, il faudra toujours faire les ouvertures à la
partie la plus baffe qu'il fera
poffible ; & que fi l'on a en vue
de donner une iffue aux vapeurs
infectées, il faudra placer les ouvertures à la partie la plus élevée du lieu qu'on voudra purifier. Ce principe aura fon application à prefque tout ce que
nous aurons à dire dans la fuite.
Nous allons rapporter une autre précaution auffi importante,

pour rendre les ventouſes de quelque utilité.

2°. Il faut avoir toujours préſent à l'eſprit, que les vapeurs ne s'élevent & ne s'échappent par les ventouſes, qu'à cauſe de la plus grande légéreté de l'air chargé de vapeurs ſur celui qui eſt ſain : cette différence de peſanteur n'eſt cependant pas aſſez conſidérable pour forcer les vapeurs à s'échapper par des ouvertures étroites ; la cauſe de leur élévation n'eſt pas aſſez puiſſante pour vaincre les frottements qu'elles y éprouveroient : nous avons fait ſur cela quantité d'expériences, qui toutes nous ont prouvé que les vapeurs ne s'échappent que par de grandes ouvertures. On voit en conſéquence que les petits ſabords ſ, que l'on fait ordinairement au-deſſous du premier pont, ſont très-peu capables de contribuer à renouveller l'air de la cale ; & que les tuyaux , qui ont été propofés tant de fois , ne produiroient pas un meilleur effet : il faut, pour renouveller l'air d'un efpace quelconque , de grandes ouvertures pratiquées à la partie la plus élevée du lieu qu'on veut purifier. Cette conféquence nous engage encore à faire une réflexion fur les ventoufes.

3°. On dira , fans doute, que comme les écoutilles *n* du premier pont font de grandes ouvertures pratiquées à la partie la plus élevée de la cale, elles ont toutes les qualités qu'on exige pour faire de bonnes ventoufes : on ne peut en difconvenir ; & leur effet eft bien prouvé par l'odeur infecte qui s'échappe par ces écoutilles ; néanmoins nous allons faire voir que ces fortes de ventoufes ne font pas fans défaut.

Il est évident que tout l'air infect, qui sort de la cale par les écoutilles *n*, se répand dans l'entrepont *a b*, *g h*, qui est précisément l'endroit où elles peuvent produire le plus grand mal, puisque c'est le lieu où se retire la plus grande partie de l'équipage. Il est bien vrai qu'une partie de ce mauvais air pourra se dissiper par les écoutilles du second pont, avec d'autant plus d'effet, qu'en tenant les sabords ouverts ils fournissent avec abondance un air nouveau; & nous sommes persuadés que, si les écoutilles du second pont étoient fermées pendant un long espace de temps, il ne seroit pas possible de respirer l'air de l'entrepont; on s'en apperçoit sensiblement dans les gros temps, lorsqu'on est obligé de fermer les écoutilles & les sabords.

On pourroit empêcher le mauvais air de la cale de se mêler
avec celui de l'entrepont, en
joignant les écoutilles de la cale
à celles de l'entrepont qu'on
suppose placées l'une au-dessus
de l'autre, au moyen d'une cloison de planches minces *t t*, *u u*,
qu'on seroit maître d'enlever
quand on le voudroit : car, dans
ce cas, les vapeurs qui sorti-
roient de la cale, par l'écoutille
n, s'échapperoient au-dessus du
pont, par l'écoutille *o*, sans pouvoir se mêler avec l'air de l'entrepont ; & la masse de vapeurs,
qui seroit renfermée par le grand
tuyau quarré *t t*, *u u*, acquerroit
plus de puissance pour s'élever,
comme l'on voit que la fumée
s'éleve avec plus de rapidité d'un
poële, auquel on a ajusté un
long tuyau, qu'elle ne pourroit
faire d'un autre qui n'auroit
qu'un tuyau fort court. Peut-

être les Officiers de vaisseau trouveront-ils cette cloison embarraffante ; en ce cas, on pourroit se contenter de la faire avec de la toile à prélat, & ménager une porte battante pour descendre dans la cale. Mais on ne pourra pas disconvenir, 1°, qu'on doit prêter une singuliere attention à ouvrir, le plus souvent qu'on pourra, les écoutilles, & même les sabords ; il seroit même à propos de lever les caillebotis * qui couvrent les écoutilles, lorsqu'on sentira quelque mauvaise odeur dans l'entrepont ; parce que, comme nous l'avons déja dit, les moindres obstacles empêchent la sortie des vapeurs.

2°. On feroit encore très-bien d'ouvrir une écoutille au-dessus

---

* *Caillebotis*, en terme de Marine, est un grillage de Menuiserie dont on ferme les écoutilles, lorsqu'on veut laisser du passage à l'air & ne point empêcher l'équipage de manœuvrer.

des parcs qui renferment les beftiaux ; car il eft évident, après ce qui a été dit, que fi l'on fermoit, avec des planches minces ou des toiles à prélat, le pourtour de ces parcs, depuis le deffous du fecond pont jufqu'à deux pieds au-deffus des bordages du premier pont, l'air fain entrant par ces deux pieds d'ouverture, l'air chargé de vapeurs pourroit fe diffiper par l'écoutille, fans fe répandre dans l'entrepont. Ce moyen, tout fimple qu'il eft, pourroit diminuer beaucoup l'infection que caufent les beftiaux placés dans l'entrepont.

3°. A l'égard du pofte des malades, je crois qu'il feroit à propos d'ouvrir, au-deffus, une écoutille qu'on feroit maître de fermer quand on jugeroit que l'air extérieur pourroit être incommode ou nuifible. Mais nous remettons

remettons à propofer , dans la
fuite, d'autres moyens plus effi-
caces qu'on pourroit employer
en cet endroit , pour y entretenir un air fain , ainfi que les précautions néceffaires pour empêcher que les maladies ne
puiffent fe communiquer à tout
un équipage. .

On vient de voir que les ouvertures pratiquées à la partie la
plus élevée des entreponts, forment des ventoufes qui , quand
on y ajoute certaines précautions , peuvent être très-utiles
pour renouveller l'air de l'intérieur des vaiffeaux; mais on a vu
que , fi l'on veut que l'air infeé té
forte en grande abondance par
l'ouverture r, qui eft élevée , il
faut qu'un air nouveau entre par
une ouverture q, qui doit être
pratiquée à la partie baffe. Cette favorable difpofition fe trouve exécutée dans les entreponts,

H

ſans rien changer à la pratique des conſtructeurs. Les ſabords forment des ouvertures équiva- lentes à q , par leſquelles l'air ſain doit s'introduire, pendant que les écoutilles o , faiſant l'of- fice de l'ouverture r , donnent une libre iſſue à l'air infecté. Mais cette bonne diſpoſition ne peut avoir lieu pour la cale, qui en a cependant plus beſoin que toutes les autres parties , non- ſeulement pour la parfaite con- ſervation des vivres , dont plu- ſieurs ont une grande diſpoſi- tion à la fermentation , mais encore pour tarir la ſource des vapeurs qui ſe répandent & in- fectent l'air de l'entrepont. Les écoutilles n fourniſſent, à la vé- rité, une iſſue aux vapeurs , de même que celles o de l'entre- pont; mais il ne peut y avoir , dans la cale, des ſabords qui admettent l'air ſain : il eſt donc

essentiel de trouver quelque industrie pour y en porter. Une
des plus simples, est la manche
dont nous allons parler dans
l'article suivant : nous indiquerons dans la suite la maniere
d'augmenter l'effet des ventouses par le moyen du feu.

ARTICLE XII.

De la manche, & des moyens de l'employer le plus utilement qu'il est possible.

» LA MANCHE à vent, dont
» on attribue l'invention aux
» Danois, est un grand tuyau
» de toile A B, figuré comme
» un cornet de papier, ou plutôt
» comme une chausse à filtrer,
» qui seroit ouverte par le bas.
» L'extrémité supérieure A. est
» terminée par une grande levre
» & une large ouverture. L'ex

Pl. I. Fig. 1.

H ij

» trémité B eſt beaucoup plus
» étroite , & n'a de diametre
» qu'environ le quart de celle
» du haut. Cette manche, qui
» a aſſez de longueur pour deſ-
» cendre depuis le deſſous de la
» hune , repréſentée par A C,
» juſques dans la cale B, eſt ſuſ-
» pendue, par ſon extrémité ſu-
» périeure évaſée, à une vergue ,
» de façon que la levre ſe pré-
» ſente au vent , qui preſſant
» proportionnellement à ſa vî-
» teſſe ſur la colonne d'air con-
» tenue dans cette manche, fait
» qu'il en ſort avec abondance,
» par l'extrémité inférieure B ,
» qui répond à la cale ».

L'uſage de cette manche eſt
très-connu dans les ports ; mais
on n'en tire pas tout l'avantage
poſſible : car , comme on fait
aboutir la manche dans une
écoutille ouverte qui préſente
tout de ſuite une iſſue à la ſortie

de l'air : il n'y a alors qu'une petite maſſe d'air qui puiſſe être remuée : les lignes ponctuées, *x y*, pourront donner une idée de la route que ſuit l'air au ſortir de la manche. Je me la ſuis rendue ſenſible par une expérience bien ſimple ; car ayant placé une chandelle allumée à une petite diſtance de l'ouverture B, à peu près vers *x*, elle y étoit fortement agitée, & même elle s'y éteignoit ; au lieu qu'elle reſtoit tranquille lorſque je la plaçois à une diſtance plus éloignée, comme vers *z*. Cette expérience prouve très-bien qu'une maſſe d'air peu étendue, & qui eſt auprès de l'ouverture inférieure de la manche, eſt dans une grande agitation, pendant qu'à une diſtance aſſez médiocre, l'air reſte en repos. Il feroit néanmoins aiſé de produire un renouvellement d'air plus étendu, au moyen des précautions que nous allons rapporter.

Il faudroit, pour empêcher le courant d'air, qui sort par la manche, de se dissiper sans avoir parcouru une partie de la cale, fermer l'écoutille avec une trappe de planches minces, au milieu de laquelle on ménageroit une ouverture de la largeur de l'extrémité inférieure de la manche, qu'on cloueroit à cette ouverture, comme on le voit marqué dans la figure à l'écoutille B ; alors l'air qui sortira de la manche, ne pouvant suivre la direction des lignes ponctuées $x\,y$, sera forcé de s'échapper par une autre écoutille qui sera, si l'on veut, celle $t\,t$, $u\,u$; alors le courant d'air, étant forcé de suivre la direction des lignes ponctuées B , D , renouvellera l'air dans une étendue assez considérable de la cale. Il est évident qu'il faudra fupprimer, de-puis B jufques à D, tout ce qui pourroit former un obftacle à la communication de l'air. L'exem-ple que nous venons de rappor-ter, fuffit pour donner une idée des changements que nous defi-rerions que l'on fît à l'établiffe-ment des manches pour les ren-dre plus utiles. Les Capitaines ne feront affurément pas embar-raffés à faire l'application de ces vues, pour renouveller l'air des parties de leurs vaiffeaux, qu'ils jugeront particuliérement en avoir le plus de befoin, & d'i-maginer eux-mêmes les moyens de faire quadrer cet arrange-ment avec les emménagements, auxquels on ne court aucun rif-que de faire quelques change-ments ; mais cet inftrument, tout fimple qu'il eft, & , dans plufieurs occafions, préférable à tout autre, ne peut gueres être d'ufage, quand on eft fous voile, que par les vents largues, & il devient tout-à-fait inutile dans les calmes, quoique ce foit la circonftance où il eft le plus né-ceffaire de renouveller l'air ; dans ce cas, il faut donc avqir recours aux moyens que nous allons déduire.

ARTICLE XIII.

De la façon de renouveller l'air par des foufflets.

EN SUEDE, on avoit imaginé un foufflet double cilindrique, & à courcaillet, pour renouvel-ler l'air des vaiffeaux. (Voyez Planche II, fig. 2.) Les parties *a c*, *b d* & *e g*, *f h*, font de cuir, & foutenues en dedans par des cerceaux de bois : ces parties de cuir peuvent fe plier comme le cuir de ces petits fifflets qui

fervent

servent à contrefaire le chant de la caille, & qu'on nomme *courcaillet*. La partie supérieure *a b* & *e f*, ainsi que la partie inférieure *c d* & *g h*, sont clouées sur des rondelles de bois : les rondelles supérieures *a b* & *e f* sont percées chacune de deux trous, & garnies de soupapes *p p*, qui permettent à l'air de sortir des soufflets, & empêchent l'introduction de l'air dans l'intérieur des soufflets. Les rondelles inférieures *e d* & *g h*, sont percées chacune de deux grands trous qui communiquent à une cavité ou à une espece de sommier *c h*, *n o* : ces trous sont fermés par des soupapes *q q*, qui permettent à l'air extérieur d'entrer dans les soufflets, & s'opposent à la sortie de cet air. Maintenant, il est évident, qu'en faisant balancer le levier *l*, *m*, les deux soufflets se remplissent

I

alternativement de l'air contenu dans le fommier , & qui entre dans ces foufflets par les
foupapes qq , & que cet air fort
auffi alternativement des foufflets par les foupapes pp : ainfi,
en fuppofant que le tuyau r
aboutiffe à un lieu où y il auroit
de l'air corrompu, il eft évident,
qu'au moyen du foufflet Suédois , on le pomperoit & on le
porteroit dehors en affez peu de
temps.

M. le Comte de Maurepas
m'ayant fait remettre un de ces
foufflets, qu'il avoit fait venir
de Suede , j'ai été à même de
l'examiner, & de m'affurer que
fi la partie de l'entrepont, marqué F , (*Pl. I. fig.* 1.) étoit le
pofte des malades dont on voudroit purifier l'air , il faudroit
établir le foufflet Suédois fur le
fecond pont en E , & faire aboutir le tuyau F , qui répond au

fommier , immédiatement fous les bordages du fecond pont ; alors , fi l'on faifoit jouer le levier, on pomperoit l'air infecté qui feroit remplacé par l'air extérieur qui entreroit par les ouvertures qui font toujours en grand nombre ; mais il faudroit prendre la précaution de fermer les écoutilles de la cale , qui ne manqueroient pas de fournir beaucoup de vapeurs & d'air infecté.

Ce foufflet , ainfi que tous les foufflets de forge, étoit donc très-propre à renouveller l'air intérieur des vaiffeaux. On ne pouvoit lui reprocher que deux défauts, auxquels il étoit poffible de remédier. L'un qu'étant conftruit avec du cuir, qu'il faut entretenir gras pour qu'il puiffe conferver fa foupleffe , il eft continuellement expofé à être percé par les rats, qui font toujours en grande quantité dans les vaisseaux ; le seul moyen de remédier à cet inconvénient, étoit de couvrir le cuir de ce soufflet d'un fourreau de toile gaudronnée ; car on sait que les rats n'attaquent point ce qui est enduit de gaudron.

L'autre défaut étoit que le tuyau, qui portoit l'air à ce soufflet, étoit d'un trop petit diametre, ce qui obligeoit d'employer trop de force pour contraindre l'air d'y passer. Pour remédier à ce défaut, il étoit aisé d'élargir le tuyau & les ouvertures des soupapes ; car il n'est pas question ici, comme dans les forges, de se procurer un courant d'air rapide, ce qui ne peut se faire qu'en forçant beaucoup d'air à passer en peu de temps par une petite ouverture ; à l'égard des vaisseaux, il ne s'agit que de pomper une

grande maſſe d'air pour la porter hors le vaiſſeau , & cet effet
ſe produira auſſi bien en faiſant
paſſer l'air par une grande ouverture, pour qu'il ne forme qu'u-
ne légere réſiſtance , qu'en le
forçant de paſſer par un petit
orifice , ce qui ne pourroit ſe
faire qu'en augmentant l'effort
de l'action.

Il eſt preſqu'inutile de faire
obſerver, qu'en changeant la direction des ſoupapes , on pourroit rendre le ſoufflet Suédois
propre à porter de l'air pur dans
l'entrepont , au lieu de pomper
celui qui eſt corrompu.

On a encore propoſé des
ſoufflets continus , qui chaſſent
le vent par la force centrifuge.
Comme ces ſoufflets pourroient
paroître préférables dans certaines circonſtances, nous en allons
donner la deſcription. Ce ſouf-
flet *a , b , c,* eſt (*fig. 3.*) un cylindre

creux, femblable à une grande
caiffe de tambour, exactement
fermé de tous côtés, excepté
en *c*, *a*, où le cylindre eft ouvert, pour qu'on puiffe y adapter
le gros tuyau *c*, *d*, *a*, par où doit
fortir l'air. Dans l'intérieur de
ce cylindre creux eft un effieu,
ou arbre *g*, fur lequel font af-
femblées (*fig*. 4.) quatre, fix ou
huit aîles de bois minces, *g*, *h*,
i, *k*, *l m*, *n*. A l'extrémité de cet
arbre eft fixée une lanterne qu'on
ne voit point dans la *fig*. 3, parce
qu'elle eft cachée derriere le
montant *g*. Cette lanterne engrene dans la roue dentée *h*, à
l'effieu de laquelle eft la manivelle *f*. Il eft évident que,
quand on tourne cette manivelle, on fait tourner très-vîte les
aîles qui font dans l'intérieur du
cylindre; & ces aîles rencon-
trent, en tournant, une maffe
d'air qui eft obligée de s'écarter

du centre du mouvement à caufe de la force centrifuge des
corps qui font mus circulaire-
ment ; & à mefure qu'il s'é-
chappe de l'air par l'ouverture
d, il en entre de nouveau par
les trous *t, t*, qui font placés
près du centre du mouvement.

Il eft encore évident, qu'au
moyen de cet inftrument , on
peut porter de l'air nouveau où
l'on voudra ; ainfi en l'établiffant
fur le fecond pont , par exemple en G, (*Pl. I, fig.* 1.) & en
prolongeant le tuyau jufques en
H, on portera de l'air nouveau
dans la cale ; mais il faut remarquer que, comme il s'agit d'y
porter de l'air nouveau & fain ,
il faut faire defcendre le tuyau
fort bas , tout au contraire de
ce qu'il eft à propos de faire
quand on fe propofe de pomper
l'air infecté ; on en a donné ci-
deffus les raifons. Il faudra auffi

avoir l'attention d'employer des tuyaux aſſez gros pour que l'air y puiſſe paſſer librement ; enfin, il ſera à propos de l'éloigner des écoutilles, ou bien de les fermer exactement, pour les raiſons qui ont été ſuffiſamment déduites en parlant de la manche.

Puiſque l'air entre dans la capacité du cylindre, par les trous *t t*, (*Pl. II*, *fig. 3.*) il eſt évident que ſi, au lieu de ces trous, on fixoit en cet endroit, au fond du cylindre vers *t t*, un tuyau repréſenté par les lignes ponctuées *t*, *u*, l'air ſeroit aſpiré par ce tuyau : ainſi, en le faiſant répondre en quelque lieu que ce ſoit de l'entrepont ou de la cale, on en pomperoit l'air infecté : ce ſoufflet peut donc, de même que tous les autres, ſervir, ſoit à pomper l'air infecté d'un lieu, ſoit à porter à cet endroit de l'air nouveau & pur.

Nous difons que toutes fortes de foufflets pourroient fervir à fournir de l'air nouveau dans l'intérieur des vaiffeaux ; que fi l'on y faifoit aboutir leur tuyau , il faudroit qu'il fût fort large pour que le jeu des fouf-flets en devînt plus aifé ; & que ces mêmes foufflets pourroient auffi fervir à pomper l'air infeĉt , en ajoutant à leur tuyau une fou-pape qui pût s'oppofer à la fortie de l'air reçu dans le foufflet , & fur les panneaux des foupapes qui permettroient à cet air d'en fortir, en s'oppofant à ce qu'il y entrât de l'air par tout autre en-droit que parle tuyau. En chan-geant ainfi la difpofition des fou-papes, il eft évident qu'on peut rendre toutes fortes de foufflets propres à afpirer l'air d'un lieu quelconque , ou à y porter de nouvel air. On pourroit donc employer à cet usage les grands soufflets de forge, principalement ceux qui sont entiérement construits de bois ; mais ces soufflets sont grands, embarrassants, peu commodes à transporter d'un lieu à un autre, & d'une exécution difficile. Les soufflets de M. Hales, qu'on connoît sous le nom de *ventilateurs*, n'ayant aucun de ces défauts, & satisfaisant à tout ce qu'on peut desirer, méritent assurément la préférence : leur méchanique est simple, leur construction peu couteuse, leur service commode, leur solidité à l'épreuve de la mal-adresse des gens les plus grossiers : il n'entre point de cuir dans leur composition, & ils peuvent mettre en jeu une grande masse d'air. Tous ces avantages, joints aux expériences réitérées qu'on en a faites en Angleterre & en France , nous engagent à en donner ici une defcription abrégée , quoiqu'elle fe trouve déja imprimée dans plufieurs ouvrages, mais c'eft uniquement dans la vue d'épargner la peine de la chercher ailleurs qu'ici.

Pour fe former une idée de ces foufflets , il faut fe repréfenter deux caiffes de bois de chêne ou de fapin , plates , & pofées à côté l'une de l'autre , telles que dans la figure 5 , Planche II , A E F C , E B F D. Ces deux coffres ont chacun leur jeu particulier , & indépendant l'un de l'autre , de forte que chaque coffre forme un foufflet , qui afpire & refoule en même temps.

Ces coffres doivent être affez exactement joints , pour que l'air ne puiffe s'échapper par les affemblages ; mais comme on doit éviter de les faire pefants , parce que dans les vaiffeaux on peut être souvent obligé de les changer de place, on pourra les construire avec du sapin assez mince, & recouvrir tous les joints avec de la toile trempée dans du bray.

Au bout C F, F D de chaque coffre, sont quatre grandes soupapes établies sur un bâtis de menuiserie I I, K K : deux de ces soupapes G permettent à l'air de l'intérieur de la caisse de sortir, pendant que les deux autres, marquées H, permettent à l'air extérieur d'entrer dans la même caisse.

La figure 6, qui représente une de ces caisses, de laquelle on a enlevé le côté D B, laisse appercevoir le diaphragme, qui n'est autre chose qu'une planche mince & légere, qu'on attache avec deux couplets à la traverse I du devant de la caisse : ainsi il se faut former l'idée d'un volet tellement mobile par son extrémité I L , qu'en lui imprimant un mouvement vertical , par le moyen de la tringle P qu'on hauffe & baiffe , on fait parcourir à ce diaphragme l'efpace renfermé par les lignes ponctuées M N , M O. Maintenant remettons à fa place la planche D B , que nous avons fuppofée enlevée , pour faire concevoir l'effet du jeu du diaphragme ; & on verra que , quand on porte vivement le diaphragme de N en O , la maffe d'air contenue dans le prifme triangulaire, dont un des côtés eft repréfenté par N M O , eft chaffée dehors par la foupape G , pendant qu'une pareille maffe d'air entre dans la capacité du foufflet par la foupape H, fupérieure à l'attache du diaphragme. Le contraire arrive quand on porte le diaphragme de O en N ; l'air alors entre par la foupape H, & fort par la foupape G.

Confidérant enfuite les deux coffres , ou les deux foufflets placés à côté l'un de l'autre , fi l'on hauffe & baiffe les tringles P , au moyen du levier où elles aboutiffent , pour agiter les diaphragmes , il eft évident que l'air fera continuellement afpiré par les foupapes H , & expiré par les foupapes G, d'où il réfultera un fouffle & une afpiration continuelle.

Il faut faire enforte que la planche , qui forme le derriere du foufflet E B (*fig.* 5.) ou N O (*fig.* 6.) foit un peu bombée, afin que le diaphragme joigne plus exactement le fond de la caiffe en dedans ; de plus , il faut que les foupapes foient légeres , les tenir les plus grandes qu'il fera poffible , augmenter plutôt les dimenfions des foufflets en longueur ou en largeur qu'en épaiffeur ; que la tringle P foit jointe au diaphragme par une efpece de verouil qui puiffe tourner en liberté dans des crampons A (*fig.* 7.) ; que le deffus de la caiffe foit percé d'une efpece de mortoife Q , afin que la verge P puiffe fe mouvoir verticalement & fans frottement ; & pour empêcher qu'il ne s'échappe que très-peu d'air par cette mortoife , on fera bien de la couvrir d'une petite planche quarrée T (*fig.* 5.) qui foit à couliffe dans les deux taffeaux V V. Le diaphragme doit être mince , furtout vers le côté où eft attachée la tringle P. Enfin les deux foufflets ne font, pour l'ordinaire, qu'une feule caiffe , divifée en deux par une cloifon qui ne s'apperçoit que dans l'intérieur; on ne les a féparées dans la figure , que pour faire concevoir plus aifément la méchanique des foufflets. En réuniffant les deux foufflets dans une même caiffe , il fera plus aifé d'établir en S S K K , une caiffe (*fig.* 8.) pour recevoir le vent des deux foufflets : cette caiffe forme une efpece de fommier, qui recevra l'air des quatre foupapes G G, G G, & qui le portera dans le tuyau , qu'on ajuftera en T, qu'on fera aboutir à l'endroit où l'on veut purifier l'air, foit en y portant de nouvel air , foit en pompant l'air infeĉt : car nous avons dit qu'en changeant la dif-pofition des foupapes , on pour-roit produire l'un ou l'autre ef-fet ; mais on fera bien de cou-vrir d'un treillis de fil de fer X X, l'ouverture des foupapes H H, qui ne feront pas renfer-mées dans le fommier , pour en empêcher l'entrée aux rats qui pourroient y caufer du dé-fordre.

Il eft évident qu'on peut aug-menter

menter ou diminuer les dimenfions de ces foufflets , fuivant la
grandeur des vaiffeaux ; mais
pour prouver combien ces foufflets font propres à renouveller
l'air , nous allons rapporter quelques expériences qui ont été
exécutées avec foin.

» Dans l'expérience qui a été
» faite dans la frégate que com-
» mandoit M. de Morogue , cha-
» que coffre des foufflets dont
» on faifoit ufage , avoit 20 pou-
» ces de largeur , 12 pouces d'é-
» paiffeur, $4\frac{1}{2}$ pieds de longueur:
» toutes ces dimenfions étoient
» prifes de dedans en dedans.

» Deux hommes , fans fe fa-
» tiguer , donnoient aifément ,
» pendant une demie-heure , 60
» coups par minute ; & comme
» chaque foufflet afpiroit ou
» répandoit 7 pieds cubes d'air
» par coup , il en pouvoit four-
» nir plus de 25000 par heure.

K

» Or il eſt évident qu'un pareil
» volume d'air infect, pompé de
» la cale, doit beaucoup influer
» ſur l'état de l'air ſtagnant , &
» le diſſiper aſſez abondamment,
» pour qu'après un eſpace de
» temps aſſez court, la mauvai-
» ſe qualité de l'air de la cale ou
» de l'entrepont ne ſoit plus ſen-
» ſible ; & c'eſt ce qui a été
» exactement prouvé dans l'ex-
» périence dont on rend compte.
» Les ſoufflets avoient été pla-
» cés ſur le tillac d'arriere, com-
» me en I (*fig.* 1. *Pl. I.*), au-
» deſſus d'une écoutille *n* : l'air
» étoit porté dans la cale par
» des tuyaux ou porte-vents de
» bois mince I K , de ſix pouces
» en quarré : (il auroit été mieux
» de les faire de huit). Ces
» tuyaux de conduite s'ajuſtoient
» bout à bout, & ils faiſoient des
» angles aux retours comme on
» le voit en *n*. (Ces tuyaux de

» bois, bien calfatés, font préfé-
» rables aux manches de cuir,
» qui font fujettes à faire des plis
» ou à s'affaiffer) : les écoutilles
» de la cale étant fermées avec
» des peaux ou des prélats, l'air
» de la cale aux vivres a tou-
» jours été purifié en une demie-
» heure de temps, fans qu'il y
» foit refté aucune mauvaife
» odeur ; de forte que l'air qu'on
» y refpiroit paroiffoit auffi pur
» que celui de dehors.

» En brûlant des parfums vis-
» à-vis les foupapes d'infpira-
» tion, on rempliffoit la cale de
» fumée, au point de ne pouvoir
» refter fans être fuffoqué ; mais
» en très-peu de temps ces va-
» peurs étoient diffipées par le
» grand effet des foufflets ».
Cette feule expérience fuffit
pour prouver qu'on peut en très-
peu de temps, & fans beaucoup
de travail, renouveller totale-

K ij

ment l'air d'une cale.

Pour nous affurer du prompt effet des foufflets de M. Hales, nous fifmes brûler, dans une petite falle des Invalides, de la paille mouillée, jufqu'à ce qu'on ne pût plus fe voir, & qu'on fût prêt à être fuffoqué ; alors on fit agir les foufflets, & la fumée fut entiérement diffipée en moins d'un quart-d'heure : en voilà, ce me femble, affez pour prouver que l'effet des foufflets eft très-prompt ; mais comme on a peine à adopter des ufages auxquels on n'eft point accoutumé, on reproche à ces foufflets d'être embarraffants, & de donner un furcroît de travail aux équipages. Pour ce qui eft du premier reproche, les Capitaines pourront choifir, entre les différents foufflets dont nous avons donné la defcription, celui qui leur caufera le moins

d'embarras , & en évitant de ne
point construire ceux de M. Hales avec du bois trop pesant ni
trop épais , on pourra les transf-
porter facilement d'un lieu dans
un autre ; de plus , si ce reproche a lieu en temps de guerre ,
il n'est d'aucune valeur en temps
de paix : un vaisseau est toujours
assez grand pour contenir deux
cages à poules de plus , & c'est
tout l'espace que peut occuper
un soufflet double. Le travail
que les soufflets donneront à l'é-
quipage , mérite encore moins
d'attention, puisque celui qu'exigent ces soufflets est plutôt un
exercice utile à la santé , qu'u-
ne peine ou une fatigue. Mais
nous allons satisfaire à toutes
les objections , en proposant
d'autres moyens qui ne deman-
deront aucun soin.

ARTICLE XIV.

Moyen de renouveller l'air par le
secours du feu.

IL EST évident que si l'on éta-
blissoit dans la ventouse *t, o, u,*
t, n, u, vers D (*Pl. I. fig.* 1.)
un petit poële semblable à L,
l'air de cette ventouse, étant
échauffé & raréfié , deviendroit plus léger, & par conséquent il acquerroit plus de disposition à s'élever. Si l'on se
rappelle ce que nous avons dit ,
que l'air infecté s'éleve de lui-
même par les ventouses, à cause de sa légéreté , il sera évident
que l'effet de la ventouse en sera plus considérable , lorsqu'il
sera augmenté par la chaleur de
ce petit poële. Nous ne disons
point ceci dans la vue d'engager à placer en D un petit poële;

mais afin que les Officiers , bien
perfuadés du bon effet qu'il y
produiroit , effayent s'il n'y auroit pas d'inconvénient à le placer en cet endroit ; finon de
chercher à produire un effet
femblable en profitant, par exemple , de la chaleur du four. Et à
cette occafion, je ferai encore
obferver que , s'il étoit poffible
d'avoir dans les vaiffeaux une
place libre , femblable à $t, o, u,$
$t, n, u,$ où il y eût un courant
d'air chaud , qu'on pourroît regarder comme une étuve , on
en pourroit tirer un très - bon
parti , pour y faire deffécher les
hardes des matelots lorfqu'elles
auroient été mouillées : car il
eft d'expérience que les hardes ,
& les autres corps qui ont été
expofés à la chaleur un peu vive
d'une étuve , y perdent en grande partie la mauvaife odeur
qu'elles avoient contractées , ce

qui prouve qu'elles ont été pu-
rifiées par cette chaleur. Mais
nous prions qu'on n'envifage
ceci que comme des idées générales qui demandent , avant
d'être mifes en pratique , &
pour devenir utiles , d'être convenablement employées , &
pour ainfi dire, rectifiées par les
Officiers qui , s'intéreffant à la
fanté de leurs équipages , voudront bien en faire l'objet de
leurs réflexions. Paffons à quelque chofe de plus pofitif.

Il n'eft pas douteux que le feu
s'éteindroit dans un poële, fi
l'air extérieur ne s'y introdui-
foit continuellement : cet air,
qui s'échauffe dans le corps &
dans le tuyau du poële, étant
devenu plus léger que l'air froid,
s'éleve & fort avec la fumée.
Il fe feroit donc un vuide dans
le poële, s'il n'y entroit pas continuellement de l'air frais, pour
remplacer

remplacer celui qui en fort : c'eft-là la caufe qui détermine un courant d'air extérieur à paffer au travers d'un poële tant qu'il eft allumé, ou qu'il conferve de la chaleur : l'air qui entre dans les poëles à cloche (tel que celui L de la *fig.* 1. *Pl. I.*) peut s'introduire par l'entrée qui eft pratiquée ordinairement à l'un des côtés, ou par un trou qui eft placé au fond : quand on ferme l'ouverture de côté de ces fortes de poëles, alors l'air qui doit paffer au travers, ne peut y pénétrer que par l'ouverture du fond. Si donc on ajufte à cette ouverture le tuyau M, il eft évident que ce tuyau pompera l'air de l'endroit auquel il répondra ; ainfi, dans l'hypothefe préfente, le poële L pompera le mauvair air de la portion M de la cale. On conçoit par-là que le feu fournit un moyen bien puif-

L

fant pour renouveller l'air des
vaiſſeaux. On peut augmenter
la rapidité du courant d'air, en
allongeant le tuyau N, qui décharge la fumée, parce que plus
ce tuyau ſera long, plus la colonne d'air échauffé aura d'é-
tendue, & par conſéquent, plus
il y aura de puiſſance pour augmenter la vîteſſe du courant ;
car on peut comparer l'effet de
l'air chaud qui s'éleve dans un
tuyau, à celui du piſton d'une
pompe.

C'eſt en partant de ces prin-
cipes que M. Samuel Sutton,
en Angleterre, & nous en France, avons eſſayé de profiter de
la chaleur du feu des cuiſines,
pour produire le renouvellement d'air dont il eſt ici queſ-
tion. Je n'avois alors aucune
connoiſſance des expériences
que M. Sutton faiſoit, ou avoit
pu faire à ce ſujet en Angleterre,

& j'ai tout lieu de croire que M.
Sutton ignoroit abſolument que
je m'occupois ici de ce même
objet ; je crois même que cette
idée s'étoit préſentée à M. Sutton avant qu'elle me fût venue
à l'eſprit. Quoi qu'il en ſoit ,
M. Sutton ne travailloit que
d'après les cuiſines Angloiſes ,
& moi d'après celles qui ſont
en uſage en France ; ce qui
nous mettoit dans des cas fort
différents, comme on va le voir.

» On ſait que les Anglois ne
» brûlent , dans les cuiſines de
» leurs vaiſſeaux , que du char-
» bon de terre ; & que , comme
» le foyer de leurs cheminées
» eſt fermé de la même maniere
» que nos poëles , le feu s'y
» éteindroit , ſi le ſouffle de l'air
» ne l'entretenoit continuelle-
» ment. Il a donc ſuffi à M. Sut-
» ton , pour parvenir à tirer l'air
» des cales , d'établir des tuyaux

» femblables à celui marqué
» M, (*Pl. I. fig.* 1.) qui abou-
» tiffoient par un bout au four-
» neau de la cheminée, & qui
» defcendoient dans la cale par
» l'autre ». Il eft évident que le
feu du fourneau étant allumé,
& la porte fermée, il s'établif-
foit, tant que la chaleur y fub-
fiftoit, un courant d'air qui devoit pomper l'air de la cale :
c'eft en ne faifant que ce très-
léger changement aux four-
neaux ufités en Angleterre, que
M. Sutton eft ainfi parvenu à
en faire une pompe qui afpire
très-puiffamment l'air infecté de
la cale ; mais pour tirer tout l'a-
vantage poffible d'un pareil
fourneau, il faut 1° : Que le
tuyau qui eft au deffous de ce
fourneau, fe termine immédiatement au deffous des bordages
du premier pont, lorfqu'il s'agit
de purifier la cale : 2°, Que le

tuyau, qui décharge la fumée ,
s'éleve d'une certaine hauteur
au.deſſus du pont où la cuiſine
eſt établie ; nous en avons dit la
raiſon : 3°, Pour éviter tout accident du feu , on doit n'employer que des tuyaux de tôle :
4°, Il ſera bon de mettre au
deſſous du tuyau qui doit aſpi-
rer les vapeurs , une eſpece de
calotte de fer M , pour recevoir les charbons enflammés
qui pourroient tomber dans ce
tuyau.

Quant à moi, comme j'avois
en vue de renouveller l'air des
vaiſſeaux par le moyen de la
chaleur des cuiſines que nous
pratiquons dans nos vaiſſeaux ,
& comme ces cuiſines ſont très-
différentes de celles des Anglois , puiſqu'en France on n'y
brûle que du bois qu'on place
ſur un foyer ouvert, je propo-
ſai de faire mettre , ſous le foyer

de ces cuisines , un coffre qui
seroit recouvert d'une forte pla-
que de fer ; de faire aboutir à
ce coffre un tuyau qui pût descendre dans la cale , & de faire
partir de ce même coffre un autre tuyau quarré , le plus large
qu'il seroit possible , qu'on placeroit dans l'épaisseur de la cloison qui sépare la cuisine du Capitaine de celle de l'équipage.
Ce projet a été exécuté sur deux
frégates ; mais , dès avant leur
départ , nous nous étions bien
apperçus que le renouvellement
d'air seroit très-lent & peu considérable , parce que nous n'a-
vions pas été les maîtres de donner aux tuyaux un aussi grand
diametre que nous l'aurions de-
siré. Néanmoins, au retour d'u-
ne campagne que ces frégates
firent vers les pays chauds , un
des Capitaines nous assura que
ses vivres s'étoient très-bien

conſervés. Cela n'empêcha cependant pas, lorſque nous eû-
mes connoiſſance de l'ajuſte-
ment des cuiſines de M. Sutton,
de convenir qu'il étoit bien préférable à celui que nous avions
imaginé. En conſéquence, ſi
l'on vouloit ſe procurer, par le
moyen des cuiſines, un renouvellement d'air conſidérable,
il faudroit adopter, ſur les vaiſſeaux, l'uſage de certaines cuiſines économiques qui ont été
propoſées pluſieurs fois. Le feu
y eſt renfermé comme dans un
poële; & à la partie ſupérieure,
il y a des ouvertures pour recevoir les marmites & les caſſe-
roles; des eſpeces de tiroirs,
qui forment de petits fours, pour
cuire quelques pieces de pâtiſ-
ſerie; enfin, des ouvertures
pour rôtir les viandes. Si l'on
pouvoit, ſans inconvénient,
adopter ces cuiſines dans nos

L iv

vaisseaux , on en retireroit le double avantage de faire une grande économie sur le bois , & de se procurer un moyen très-commode de renouveller l'air de la cale & de l'entrepont.

Nous avons exposé plusieurs moyens de renouveller l'air des différentes parties de l'intérieur des vaisseaux ; & il est à présumer que les Capitaines, qui seront bien convaincus du dangereux effet que la corruption de l'air peut produire sur la santé de leurs équipages , se trouveront engagés , par des motifs d'humanité , & par l'importance qu'il y a à ménager des hommes aussi précieux à l'Etat , à faire tous leurs efforts pour entretenir, dans leurs vaisseaux , un air sain , soit par une très - grande attention sur la propreté , soit en établissant , dans toutes les parties des vaisseaux , un renou-

vellement d'air prefque continuel. On fera bien encore, pour
y entretenir la falubrité de l'air,
d'ufer de parfums : ce fera l'objet de l'article fuivant.

ARTICLE XV.

*Que les parfums peuvent contribuer
à rétablir l'air mal-fain.*

QUOIQUE l'on n'ait pas encore acquis des idées bien pré-
cifes fur la nature des vapeurs,
on a pu voir, au commencement de ces mémoires, qu'il y
en a de très-nuifibles à la fanté ;
foit qu'elles agiffent fur le corps
des animaux, à raifon de leur
humidité qui relâche les fibres,
ou qu'elles contiennent une
qualité maligne, ou pernicieu-
fe, qui corrompe la maffe des
liqueurs, foit en s'y introduifant
par les pores abforbants de la

peau, foit en s'infinuant dans les poumons par la refpiration, foit en fe mêlant avec la falive , & paffant ainfi dans l'eftomac & les inteftins , foit en agiffant immédiatement fur la membrane pituitaire : de quelque façon que cela s'opere , on a reconnu que la chaleur accompagnée d'humidité , produit quantité de vapeurs putrides. Rien n'accélere plus la putréfaction que ces mêmes circonftances de chaleur & d'humidité : c'eft probablement ce qui fait que les équipages font plus expofés aux maladies , dans les vaiffeaux nouvellement conftruits , que dans ceux qui ont déja fait plufieurs campagnes. M. Lind , célebre Médecin Anglois , attribue les maladies , qui font fi fréquentes fur les vaiffeaux nouvellement conftruits , à la prodigieufe quantité d'exhalaifons qui s'échappent des bois neufs ; on a reconnu en effet que dans les pays chauds , les maladies font très-communes dans les faifons des pluies , parce que l'eau, qui tombe alors , eft fur le champ réduite en vapeurs , par la grande chaleur qui y regne.

Nonobftant ces remarques , & ce que nous avons dit au commencement de ces mémoires , fur les vapeurs nuifibles à la fanté , il eft démontré qu'il y a des vapeurs falutaires , puifque les Médecins confeillent, avec fuccès , les fumigations aromatiques , pour guérir les maux de poitrine, les douleurs de nerfs , &c.

Il eft probable que ce n'eft pas fans fondement , qu'on a toujours regardé le vinaigre comme un préfervatif contre les maladies contagieufes : M. Lind, que je cite toujours avec con-

fiance, dit que l'ufage du vinaigre foulage ceux qui font pris
d'ivreffe : il rapporte , à ce fu-
jet, l'exemple d'un accident arrivé à un garçon de boutique
d'un Droguifte, qui s'étant trouvé mal , pour avoir refpiré des
vapeurs d'opium qu'il réduifoit
en poudre , ne reçut de fecours
plus efficace que celui d'une
éponge imbibée de vinaigre ,
qu'on lui porta au nez & à la
bouche : ce remede le mit en
état de prendre intérieurement
des acides.

J'ai été témoin d'un fait à
peu près pareil. Un jeune homme étoit tombé en fyncope ,
avec perte de connoiffance ,
pour avoir refpiré les vapeurs
de charbon de bois qu'on allu-
moit : du vinaigre très - fort
qu'on lui mit fous le nez , le fit
revenir fur le champ. L'ufage
d'employer du vinaigre , pour

faire revenir ceux qui tombent en foibleſſe, eſt commun ; mais je ſoupçonne que, dans les cas que je viens de citer, le vinaigre agit moins comme ſtimulant qu'à raiſon d'une qualité ſalutaire qu'il imprime à l'air qu'on reſpire ; car il n'y a perſonne qui n'ait reſſenti du plaiſir à reſpirer la vapeur du vinaigre, dans les jours diſpoſés à l'orage, où l'air étant moins propre à la reſpiration, on eſt contraint de prendre de fréquentes & profondes reſpirations : ainſi il eſt aſſez bien prouvé qu'il eſt avantageux d'aſperger de bon vinaigre les entreponts, & ſur-tout le poſte des malades.

Le ſalpêtre, qui entre dans la poudre à canon, raréfie l'air lorſque cette poudre s'enflamme ; parce que, ſuivant les expériences de M. Hales, il produit une grande quantité d'air

élaſtique, ce qui doit être très-
utile dans l'entrepont des vaiſ-
feaux. Il eſt vrai que le ſoufre qui
entre dans la compoſition de la
poudre, abſorbe, en brûlant, une
partie de l'air qui eſt produit par
le ſalpêtre ; mais outre qu'on a
expérimenté que cette portion
d'air abſorbé eſt fort petite, il
eſt encore certain que les vapeurs du ſoufre brûlant, ſont
plus propres que toute autre
choſe à arrêter la fermentation,
& par conſéquent la corruption:
on n'ignore pas que cette vapeur empêche la fermentation
des liqueurs, qui ont le plus
de diſpoſition à fermenter, telles que le vin, la biere, &c.

Joignons à cela qu'on eſt dans
la perſuaſion que la vapeur du
ſoufre eſt très-propre à déſinfec-
ter les marchandiſes qui viennent
des pays ſuſpects de contagion.
Ces obſervations nous obligent

à applaudir à la précaution que
prennent quelques Capitaines ,
de faire brûler de temps en temps,
dans l'entrepont de leurs vaiffeaux , du poulevrin détrempé
avec du vinaigre , ou de parfumer l'entrepont avec du vinaigre verfé fur un boulet rougi au
feu : mais à l'égard de cette derniere pratique , j'eftime que
l'afperfion du vinaigre eft encore préférable à fa vapeur ;
parce qu'en le jettant fur le fer
rougi , il fe trouve des parties
de tartre qui , en fe brûlant ,
forment une fumée défagréable,
& qui pourroit même devenir
nuifible , fi elle étoit portée à
un certain point ; & c'eft ce qui
fait qu'on ne reffent pas le même
plaifir à refpirer la vapeur du vinaigre , qu'à recevoir fon odeur.
Nous ajouterons , comme une
conféquence de ce que nous
avons dit de la vapeur du fou-

fre, qu'on feroit très-bien, lorfqu'on fe trouve dans certaines
rades, de profiter du beau temps
pour en parfumer les foutes &
les entreponts, en prenant les
précautions convenables pour
éviter les accidens du feu, & pour
empêcher que ceux qui feroient
chargés de cette opération foient
étouffés. Pour cet effet, après l'o-
pération, avant de rentrer dans
les foutes, il faudroit les éventer
par quelques-uns des moyens
que nous avons propofés ; on
fera bien encore de s'affurer,
par l'épreuve d'une chandelle
allumée, fi l'air eft rétabli,
& dans un état convenable
pour être refpiré. Voici des expériences qui prouvent, qu'a-
vec le ventilateur, on peut
diffiper affez promptement les
vapeurs qui ont été répandues
dans les foutes.

» On a fait brûler, vis-à-vis
les

» les soupapes aspirantes du
» soufflet ou ventilateur éta-
» bli sur une frégate , du gou-
» dron & du soufre : la cale fut
» remplie de fumée , de maniere
» à n'y pouvoir presque pas res-
» ter sans être suffoqué ; mais
» cet air fut dissipé en moins
» d'une demie-heure , sans lais-
» ser , dans la cale , aucune
» odeur de la vapeur qui y avoit
» été portée. Cette expérience
» concourt avec celles qui ont
» été rapportées ci-dessus , à fai-
» re voir combien le soufflet de
» M. Hales a de pouvoir pour
» pomper l'air ; & aussi, qu'il peut
» être employé utilement pour
» porter des parfums dans tou-
» tes les parties des vaisseaux.
» On pourroit conduire cette
» opération de la maniere sui-
» vante.

» Quand le vaisseau auroit été
» bien nettoyé , on fermeroit

M

» toutes les écoutilles & les fa-
» bords ; puis, avant de faire
» branle-bas , on brûleroit du
» foufre dans une chaudiere de
» fer , qu'on placeroit devant les
» foupapes afpirantes du fouf-
» flet , & l'on enverroit la va-
» peur dans l'entrepont, où les
» hamacs feroient fufpendus.
» Au bout d'une demie - heure
» ou d'une heure, on feroit jouer
» les foufflets , & l'on ouvriroit
» les écoutilles & les fabords, a-
» vant d'entrer dans l'entrepont ;
» & quand la plus grande partie
» des vapeurs feroit diffipée, on
» feroit branle-bas pour éventer
» les hardes de l'équipage. En-
» fin, pour diffiper entiérement
» l'odeur défagréable du foufre.
» on pourroit envoyer dans l'en-
» trepont des vapeurs aromati-
» ques, en y faifant promener
» une cuillier de fer rougie au
» feu, dans laquelle on jetteroit

» petit à petit de la raiſine , ou
» du goudron, ou de la graine
» de genievre , ou du poulevrin
» détrempé avec du vinaigre ,
» ou d'autres aromates de peu
» de valeur. Enfin , on emploie-
» roit tous les moyens poſſibles
» pour bien éventer les endroits
» parfumés ; enſuite de quoi les
» équipages reprendroient leurs
» poſtes , & ils y trouveroient
» un air devenu fort ſain ».

ARTICLE XVI.

Quelques réflexions relatives aux malades des vaiſſeaux.

IL EST évident , après ce qui a été dit plus haut , que les ma-lades ne peuvent être plus mal placés que dans la cale ; c'eſt l'endroit du vaiſſeau où l'air eſt le plus corrompu ; & le ſéjour des malades ne pouvant qu'aug-

menter cette corruption , il s'en
doit fuivre l'altération des vivres ; point très-important à la
confervation de la fanté de tout
l'équipage d'un vaiffeau.

On convient bien que, dans
les circonftances d'un combat,
on eft contraint de porter les
malades & les bleffés dans la
cale ; mais fi l'on eft bien con-
vaincu des accidents qui en
peuvent réfulter, tant pour la
confervation des malades , que
pour celle des vivres , on ne
les y laiffera que le moins qu'il
fera poffible. Le pofte le plus
convenable eft, fans contredit ,
celui où il fera plus facile de renouveller l'air , non-feulement
pour la confervation des malades , mais encore pour celle de
tous les autres gens de l'équipage qui, participant à l'air infecté, peuvent contracter promptement des maladies. Car il faut

bien remarquer que certaines maladies qui, de leur nature, ne font point contagieufes, deviennent telles quand on les laiffe porter dans l'air un certain degré de corruption. Ceci regarde ceux qui foignent les malades, & la partie de l'équipage qui eft en fanté; car fi un air infecté & corrompu incommode les gens fains, au point de les faire tomber en foibleffe, combien, à plus forte raifon, ce même air mal-fain doit - il fatiguer des malades, auxquels la moindre fecouffe peut donner la mort? Voici les précautions qui paroiffent convenables pour prévenir ces accidents.

1°. Etablir le pofte des malades dans un lieu de l'entrepont, où il ne répondroit point d'écoutille d'un entrepont inférieur ni de la cale; parce que l'air, qui vient de ces endroits, eft prefque toujours très-mal-fain.

2°. Faire conftruire dans l'entrepont, avec des planches minces ou des toiles à prélat, une
cloifon qui féparât les malades
de la partie de l'entrepont, où
couchent les matelots fains, afin
que ceux-ci ne puiffent refpirer
un air mal-fain ou contagieux.

3°. Pratiquer, au pont qui
couvre les malades, une ventoufe, à peu près femblable à
celle *t t*, *u u*, (*Pl. I. fig.* 1.)
qui s'éleveroit un peu au deffus
du pont le plus élevé, pour donner une iffue au mauvais air, &
l'empêcher de fe répandre dans
les endroits occupés par les
gens de l'équipage qui font en
fanté.

4°. Prêter une finguliere attention à entretenir très-pro-
prement les malades, & le lieu
qu'ils occupent.

5°. Procurer à cet endroit un

fréquent renouvellement d'air, non pas en y portant immédiatement un air nouveau qui pourroit, par sa fraîcheur, incommoder les malades , mais en pompant l'air infecté ; parce que l'air qui entrera, par une infinité d'endroits , pour remplacer celui qu'on pompera , ne produira pas le souffle incommode qu'il est à propos d'éviter.

6°. Dans les escadres , on fera toujours très - bien d'établir un vaisseau destiné à servir d'hôpital : c'est un excellent moyen pour empêcher la propagation des maladies ; & l'on doit, sur ce vaisseau, employer, avec la plus grande attention , les précautions dont nous parlons , à l'égard du poste des malades.

7°. Les Chirurgiens & les gardes feront très-bien de mettre pardessus leurs habits , lors

qu'ils auront à servir les malades , un fourreau de toile cirée ,
qui empêchera que leurs vêtements ne s'imbibent du mauvais
air : quand ils sortiront d'auprès
les malades , ils quitteront ces
fourreaux , se laveront les mains
& le visage avec un peu de vinaigre , & feront une promena-
de sur le gaillard , avant d'entrer
dans l'entrepont & dans les
chambres ; & , suivant la nature
des maladies , ils pourront prendre un peu de vin aromatisé ,
soit avec le Quinquina, soit avec
l'Enula Campana , soit avec des
plantes anti-scorbutiques.

Enfin , les Officiers feront
très-bien de ne point souffrir
que les mêmes gens restent trop
long-temps auprès des malades.
On doit, sur-tout , porter une
singuliere attention à ce qu'on
ne fasse servir les hardes ou le
hamac d'un malade à un homme
sain ;

fain ; car il eſt prouvé que les maladies contagieuſes ſe communiquent principalement par les étoffes. On a vu, dans des temps de peſte, que des familles entieres ſe ſont préſervées de la contagion, en ſe renfermant dans leurs maiſons, quoiqu'ils reçuſſent leurs vivres par des gens attaqués de la contagion, & qu'ils converſaſſent par des fenêtres peu élevées avec des peſtiférés qui mouroient quelquefois en leur parlant ; pendant qu'un ſimple haillon porte infailliblement la peſte. J'en ai eu une preuve bien déciſive, dans la maladie qui a fait périr tant de beſtiaux en France & ailleurs. Un de nos Fermiers a conſervé toutes ſes vaches en les tenant renfermées dans l'étable, en empêchant ſes ſervantes d'entrer dans les étables infectées, & que celles de ſes

voisins, dont les vaches mouroient de la maladie, n'entrassent
dans les siennes.

Nous croyons donc que, si
l'on étoit obligé de se servir des
hardes ou des hamacs qui auroient déja servi à des malades,
il faudroit ne les employer qu'a-
près les avoir lavés, parfumés
& passés dans une étuve bien
chaude. Ces opérations paroî-
tront pénibles; mais on a dans
les vaisseaux assez de bras pour
les exécuter, & elles doivent
plutôt être envisagées comme
un exercice utile à la santé, que
comme un travail : de plus, ce
travail a un objet bien intéressant; car un seul malade atta-
qué d'une maladie contagieuse,
peut, si l'on néglige les précautions convenables, infecter en
très-peu de temps l'équipage
entier : c'est dès son origine,
qu'il faut détourner un foible

courant d'eau ; car quand il eſt
devenu torrent , il eſt capable
de renverſer tous les obſtacles
qu'on lui oppoſe ; ou plutôt,
c'eſt lorſque l'équipage ſe porte
bien , & avant que les maladies
ſe ſoient déclarées , qu'il faut
prendre toutes ſortes de précautions pour les prévenir , & ne
pas attendre , comme on fait ordinairement , à mettre en uſage
tous les moyens qu'on peut
imaginer à la hâte , lorſque
tout un équipage eſt ſur les
quadres. Après avoir parcouru,
avec autant de ſoin qu'il m'a
été poſſible, tous les moyens de
mettre l'air dans un état de ſalubrité , qui puiſſe contribuer à
entretenir les équipages en ſanté , il faut maintenant examiner
ce qui regarde les vivres ; car
les aliments influent certaine-
ment beaucoup ſur la ſanté.

N ij

ARTICLE XVII.

Des attentions qu'il faut apporter aux aliments, pour conserver la santé des équipages.

IL seroit superflu d'infister sur le soin qu'il faut apporter à n'embarquer que des vivres bien conditionnés, chacun dans leur espece; puisqu'il y a dans les ports des Commissaires & d'autres Officiers qui y portent sans doute une singuliere attention. Il est même bien rare que les Officiers manquent d'attention à cet égard; ainsi on peut compter que le biscuit, les salaisons, les légumes, le vin & l'eau-de-vie font de bonne qualité; & si quelquefois il se trouve quelqu'une de ces provisions mal conditionnée, ce ne peut être que dans des cas particuliers, preſſants & imprévus, qui ne doivent être de nulle conſé-quence dans l'occaſion préſente, où il ne s'agit que de conſidéra-tions générales. Il eſt donc im-portant d'apporter toutes ſortes d'attentions pour éviter que les proviſions ne s'alterent que le moins qu'il eſt poſſible dans le cours d'une campagne. Une des meilleures précautions eſt d'entretenir, autant qu'on le pourra, l'air de la cale dans un état de pureté & de fraîcheur, afin qu'il ne puiſſe occaſionner aucune fermentation.

On a coutume d'attribuer la plupart des maladies, & prin-cipalement le ſcorbut, à l'uſage des viandes ſalées : nous ne ſommes pas éloignés de ce ſen-timent, par les raiſons que nous avons déja apportées, & encore parce qu'on remarque que la ſanté des équipages ſe rétablit,

N iij

lorfqu'ils peuvent féjourner quelque temps dans des relâches où la pêche eft bonne, & où ils peuvent fe nourrir de poiffon frais. C'eft peut-être auffi à l'ufage de cet aliment, qu'on peut attribuer la bonne fanté des équipages qui vont à la pêche de la morue. Il faut cependant convenir, qu'outre cela, dans ces relâches, l'équipage y trouve ordinairement de bonne eau, quelquefois des fruits, ou différentes herbes prefque toutes anti-fcorbutiques; & fi l'on joint à tous ces fecours la faculté d'y refpirer un bon air, tout concourra au rétabliffement de la fanté. Il faut donc, pour profiter de ces avantages, éviter de fe porter dans des lieux marécageux & abrités du vent: il faut avoir encore la précaution de fe pourvoir, avant le départ, de hame çons, de harpons, de filets, en un mot de touts les inſtruments qui peuvent ſervir à ſe procurér des pêches abondantes. Mais on eſt obligé de revenir à ſe nourrir de viandes ſalées, dont l'uſage continuel ne peut être ſain. On voit cependant quelquefois des équipages réduits à cette ſeule nourriture, & qui ſupportent de longues campagnes ſans éprouver aucunes maladies. On peut répondre à cela, que des tempéraments robuſtes peuvent ſupporter pendant un temps une unique cauſe de maladie, & n'être pas aſſez forts pour réſiſter à pluſieurs cauſes qui ſe compliquent.

Si donc on penſoit, ce qui eſt très-probable, que l'uſage continuel des viandes ſalées & des légumes, pût occaſionner des maladies, il faudroit peu à peu eſſayer d'y ſubſtituer des

aliments plus fains, tels que le
gruau, le riz, l'épeautre, la fe-
moule : ces aliments farineux
font très-nourriffants & de facile digeftion ; puifqu'ils conviennent aux enfants & aux con-
valefcents , on peut préfumer
que des hommes fains & ro-
buftes s'en accommoderoient
auffi très-bien, d'autant que c'eft
à peu près la bouillie ou le far
dont les Bretons les plus vigou-
reux fe nourriffent prefque uniquement. Mais, dira-t-on, on
en a fait l'épreuve, & les équipages refufoient de manger leur
ration. Cela peut être vrai ; mais
c'eft peut-être auffi la faute de
ceux qui la leur préparoient.
Dans certaines années de difet-
te, on a diftribué dans les campagnes du riz qui a été prefque
perdu, par la raifon que les
payfans qui ne favoient pas
faire crever à propos ce mets,

ni l'affaisonner convenablement,
ne pouvoient le manger ainsi mal
apprêté ; mais dans les endroits
où les Seigneurs se donnoient
la peine de le faire apprêter avec
soin, les pauvres gens s'en ac-
commodoient très-bien. Voici
comme nous avons fait préparer le riz dans ces temps de
calamité.

On faisoit bouillir long-
temps dans une grande chaudiere des têtes, des pieds, des
cœurs de bœuf, coupés par morceaux, avec les os concassés :
on mettoit cuire en même temps
dans le bouillon tous les légumes
qui se trouvoient alors dans le
potager ; comme radis, rabidouil-
les, porreaux, choux &c ; pendant ce temps on faisoit crever
le riz à petit feu, dans un pot
séparé ; & lorsqu'il étoit suffi-
samment crevé, on le versoit
dans la chaudiere avec du sel,

du piment, du laurier. Nos
payſans trouvoient cette ſoupe
excellente. D'abord, quoiqu'ils
en mangeaſſent à leur appétit, ils
craignoient de n'être pas aſſez
nourris, parce qu'ils ne ſe ſen-
toient pas l'eſtomac chargé.
Mais ils firent eux-mêmes l'obſervation que, lorſque dans les
jours maigres, ils n'uſoient que
de feves & de pois, ils avoient
l'eſtomac très-gonflé, & néanmoins ils ne pouvoient ces
jours-là ſe paſſer de ſouper; au
lieu que les jours où on leur
donnoit le riz, ils s'alloient coucher ſans ſonger à ſouper.

Je ſuis donc perſuadé que ſi l'on
faiſoit cuire dans une chaudiere,
des choux ſalés & des racines,
de l'oignon, des échalottes, de
l'ail, &c; & ſi après avoir fait
crever le riz à part, & à petit
feu, on le mettoit dans la chaudiere avec quelques morceaux

de viande falée, & des affaifon-
nements de peu de valeur, tels
que des feuilles de laurier, du
gingembre, de la pirette, du
piment confit au vinaigre, des
feuilles d'ache defféchées, on
feroit une très-bonne foupe
dont les équipages s'accommoderoient mieux que de celle
qu'on leur préfente ordinairement, & qu'elle feroit beaucoup
plus faine. Comme il faut quelque temps pour s'accoutumer
aux aliments extraordinaires,
& que j'ai vu des payfans qui,
dans les commencements, man-
geoient leur riz avec répugnan-
ce, mais qui en devenoient
bientôt très-friands, j'aurois l'attention de n'en donner, en com-
mençant, aux équipages que de
fois à autres ; & je rendrois
les rations de riz plus fréquentes à mefure qu'ils y pren-
droient goût. Je fuis encore

persuadé que, quand ils s'y seroient habitués, on pourroit
se dispenser de porter autant
d'attention à la préparation de
ce mets. L'habitude fait que les
Bretons mangent leur bouillie,
qui nous paroît très-insipide,
avec autant de plaisir, que les
Turcs mangent leur pilau, dont
nous donnons ici la préparation.

*Maniere de préparer le Pilau des
Orientaux.*

PRENEZ une certaine mesure
de riz du Levant, par exemple
une écuellée. Lavez-le trois ou
quatre fois de suite avec l'eau
chaude. Ensuite égoutez-le,
& le faites sécher sur un plat
qu'on mettra sur un feu doux.
Prenez ensuite environ trois
mesures & demie, c'est-à-dire,
un peu plus de trois écuellées
de bouillon fait avec de la
viande, ou du poisson, ou des

racines potageres. Quand ce
bouillon fera bien bouillant,
jettez-y le riz préparé comme
il a été dit. Continuez de faire
bouillir jufqu'à ce que le riz foit
crevé, ce qui arrive toujours
après douze ou quinze minutes
au plus d'ébullition rapide, &
ce qui fe reconnoît par le gon-
flement & l'allongement des
grains de riz.

Cela fait, retirez le vaiffeau
du feu ; jettez-y une pincée
plus ou moins forte de fafran en
poudre fine ; couvrez très-exac-
tement le pot de fon couvercle
dont vous entourerez les bords
avec un rouleau de linge. Te-
nez encore ce pot fur un feu
très-doux pendant un quart-
d'heure, ou tout au plus une
petite demie-heure. Alors le riz
eft cuit, prêt à être verfé fur un
plat & très-bon à manger.

Si l'on veut le rendre plus

moëlleux, on peut y ajouter, en même temps qu'on y met le safran, & à la fin de l'ébullition, une petite quantité de bonne graisse, ou de bon beurre, si le bouillon a été fait avec du poisson ou avec des racines.

C'est cette préparation de riz, que les Orientaux appellent pilau.

Le riz ainsi cuit est plus sain, plus léger, & fait une excellente nourriture.

Ce que nous venons de dire du riz, peut avoir son application aux autres aliments farineux. J'avoue que toutes ces attentions exigent des soins particuliers ; mais il n'y a point d'Officier qui ne les prît avec plaisir, s'il étoit une fois persuadé que c'est de ces attentions, minutieuses en apparence, que dépend la santé d'un équipage. Au reste cette perfection dans l'apprêt de ces fortes de mets, dépendroit prefque uniquement d'un ordre que le Cuifinier du Capitaine donneroit au Coq de l'équipage.

On ne peut rien ajouter à l'attention que la plupart des Capitaines ont de faire fournir aux malades, du pain frais, & le meilleur bouillon qu'il eft poffible de leur donner ; mais je fuis perfuadé que la nourriture dont je viens de parler feroit très-propre à rétablir leur fanté. J'avoue néanmoins qu'il refte une grande difficulté à furmonter ; elle confifte à conferver les légumes & les racines que nous eftimons néceffaires pour faire trouver aux équipages l'ufage des farineux agréables, & qui outre cela font reconnus pour être très-propres à prévenir les maladies fcorbutiques ; nous difcuterons ce point dans un moment; mais pendant que nous fommes occupés à parler des aliments qui peuvent contribuer à la confer-vation de la fanté des équipages, nous ne pouvons nous difpenfer de dire quelque chofe d'une boiffon qui ne coûte prefque rien, qu'on boit avec plaifir quand on y eft habitué, & que M. Lind vante comme un bon anti-fcorbutique, dans l'excellent Traité qu'il a donné de la maladie du fcorbut. Cette liqueur dont on fait un grand ufage en Canada, fe nomme *Epinette*; parce qu'on la fait avec une efpece de fapin (*n°. 7. ou n°. 8. du Traité des arbres & arbuftes*), qu'on nomme Epinette : on pourroit cependant en faire de pareille avec l'Epicia, & même le Genevrier. Voici la maniere de préparer cette liqueur.

Préparation

Préparation de l'Epinette, & de plusieurs autres liqueurs potables, qu'on juge propres à conserver la santé des équipages.

POUR faire une barrique d'épinette, il faut avoir une chaudiere qui tienne au moins un quart de plus que cette mesure : on la remplit d'eau, & dès que l'eau commence à être chaude, on y jette un fagot de branches d'épinette rompues par morceaux : ce fagot doit avoir au moins vingt & un pouces de circonférence auprès du lien : on entretient l'eau bouillante, jusqu'à ce que l'écorce de l'épinette se détache facilement du bois dans toute la longueur des branches.

Pendant cette cuisson, on fait rôtir, à différentes reprises, un boisseau d'avoine, dans

O

une grande poële de fer: on
fait encore griller une douzaine
de galettes de bifcuit de mer,
ou, à leur défaut, 12 à 15 livres de pain coupé par morceaux; enfuite on jette le tout
dans la chaudiere, & on l'y tient
jufqu'à ce que l'épinette foit
parfaitement cuite.

Alors on retire de la chaudiere tout le bois d'épinette,
& on éteint le feu. L'avoine
& le pain fe précipitent au fond,
& l'on retire avec une écumoire
les feuilles d'épinette qui flot-
tent fur l'eau. Enfin on délaye
dans cette liqueur, fix pintes
de mélaffe ou gros firop de fucre, &, à fon défaut, douze
à quinze livres de fucre brut.

On entonne fur le champ
cette liqueur dans des futailles,
autant que faire fe peut, nouvellement vuides de vin rouge:
quelques-uns même y ajoutent

cinq à six pintes de vin rouge,
plutôt pour y donner de la couleur que pour en augmenter la
qualité.

Quand cette liqueur eſt tiede,
on délaye dedans une chopine
de levure de biere, qu'on braſſe
bien fort, afin de l'incorporer
avec la liqueur ; on acheve enſuite de remplir la barrique juſqu'à la bonde , qu'on laiſſe ouverte : peu de temps après elle
fermente , & jette dehors beaucoup d'ordures : à meſure qu'elle ſe vuide, on la remplit avec
une partie de la même liqueur
qu'on a eu ſoin de conſerver à
part dans un vaiſſeau de bois.

Si l'on ferme le bondon au
bout de vingt - quatre heures ,
ou plutôt avant que la fermentation ſoit entiérement appaiſée,
l'épinette devient piquante comme du cidre ; mais ſi on la veut
boire plus douce, il ne faut bon-

donner la futaille que quand la fermentation eſt appaiſée, & avoir ſoin de la remplir deux fois par jour. Cette liqueur ſe conſerve aſſez long-temps, même à la mer : on m'en a fait boire en France, qui avoit été faite en Canada. Cependant pour la mettre encore plus en état d'être conſervée, on pourroit verſer ſur chaque barrique quelques pintes d'eau-de-vie ; & quand on manque de futailles qui aient contenu du vin, on fera bien, avant d'entonner l'épinette, de combuger les futailles avec une couple de pintes d'eau-de-vie, dans laquelle, ſi l'on veut, on aura fait infuſer de la graine de fenouil, ou d'anis, ou de coriandre.

Nous ne propoſons pas de ſubſtituer cette liqueur à la ration de vin ou d'eau-de-vie ; nous ne penſons pas non plus qu'il convienne d'en laisser boire à discrétion aux équipages, la consommation en seroit trop grande ; mais on pourroit en donner une pinte par jour à chaque Matelot.

Si l'on avoit de l'orge germée & moulue à substituer au pain & au biscuit rôti, l'épinette en seroit meilleure.

Il y a peu de pays où l'on ne trouve des arbres résineux propres à faire cette liqueur ; savoir des Epicias, des Sapins, des Genevriers, des Pins ; mais si on ne trouvoit aucuns de ces arbres, on pourroit faire de bonne épinette avec de la térébenthine fine, qu'on mêleroit avec du sucre brut pour en faire un *Oleo-Saccarum* ; car c'est la seve résineuse de l'épinette, qui fait la base de cette liqueur.

La mélasse ou le sucre brut, se trouve dans presque toutes

les Colonies ; mais dans le cas où l'on craindroit de n'en pas trouver, on pourroit en embarquer.

Enfin le taffia ou l'eau-de-vie de fucre pourroit, fans aucun inconvénient, être fubftitué à l'eau-de-vie de vin, pour combuger les futailles, ou pour rendre l'épinette d'une meilleure confervation.

Boiffon acidule dont les Ruffiens font beaucoup d'ufage.

M. Lind vante encore beaucoup une boiffon que les Ruffiens donnent à leurs troupes : comme elle pourroit être employée utilement pour les équipages, nous en donnons ici la compofition.

Ajoutez une partie d'eau-de-vie à cinq parties de petite biere ; adouciffez cette liqueur

avec un peu de miel ou de fucre, & verfez-y du vinaigre jufqu'à ce que la liqueur ait une
agréable acidité. Cette liqueur
qu'on peut regarder comme une
forte de *punch* eft très-corrobo-
rative. On lui pourroit même
donner l'agrément du punch,
fi on y mêloit de l'écorce d'O-
range & de Citron, ou feulement les épluchures de ces fruits
dont on auroit fait ufage pour
faire du punch ou de la limonade pour la table du Capitaine. Au refte il y a des Ifles
où ces fruits font fi communs,
qu'on pourroit s'en pourvoir
pour cet ufage.

Nous expliquerons ci-après
comment on peut conferver
quelque temps les Oranges &
les Citrons; mais comme au
bout d'un certain temps ces fruits
fe gâtent, & qu'on ne peut s'en
procurer dans tous les ports,

ni dans toutes les faifons de l'année ; & même comme il pourroit être incommode d'en prendre fur les vaiffeaux une affez grande quantité pour prévenir le fcorbut & les autres maladies, M. Lind indique un moyen commode de conferver leur fuc acide fous un petit volume : c'eft un fuc concentré de citron, qui differe peu de ce qu'on apelle en France *aigue-de-cedre* ou de limon.

Préparation de l'extrait de Limon.

Après avoir exprimé le jus d'une certaine quantité d'oranges ou de limons, on le laiffe repofer & on le décante ou on le filtre pour en féparer les parties les plus groffieres. On met ce fuc tiré au clair dans un vafe de faïance bien verniffé, ou dans une jatte de porcelaine, ou fi l'on

l'on veut, dans une de ces cloches de verre dont se servent
les Jardiniers.

Deux douzaines de bonnes
oranges, pesant ensemble cinq
livres quatre onces, donneront
une livre neuf onces & demie
de suc dépuré. Il faut ensuite
l'évaporer au bain-marie, jusqu'à la réduction des quatre
cinquiemes de la liqueur, de-
sorte qu'il ne restera qu'environ
cinq onces d'extrait. Et comme le volume de ces cinq onces sera à peu près égal à celui
de trois onces d'eau, on peut,
par cette méthode, renfermer
dans une bouteille de pinte,
& y conserver, pendant plusieurs
années, la partie acide de douze
douzaines de citrons ou d'oranges, avec laquelle on peut faire
de la limonade ou du punch,
qui different très-peu des mêmes liqueurs que l'on pourroit

faire avec des limons frais. Comme l'odeur aromatique que fournit l'huile effentielle de l'écorce, rend ces liqueurs agréables au goût, & que peut-être elle leur communique quelque vertu falutaire, on pourra mêler dans celles qu'on préparera quelques gouttes d'huile effentielle de limons, ou quelques zeftes de citrons frais, ou bien encore, mettre de ces zeftes infufer dans quelque liqueur fpiritueufe, ou diftiller de l'eau-de-vie fur ces zeftes, pour qu'elle en foit très-chargée. En mettant une petite quantité de cet extrait avec de l'eau & du fucre, on aura une fort bonne limonade ; & fi l'on mêle de cet extrait avec de l'eau-de-vie aromatifée par les écorces de citron ou d'orange, en y ajoutant du fucre, &, fi l'on veut, du vin blanc, on fera du punch :

cette liqueur eſt agréable &
fort ſaine ; mais les Anglois en
uſent avec trop d'excès.

On ſait que le ſirop de limon
ne ſe reſſent preſque point de
l'acidité de ce fruit, ſoit à cauſe
du ſucre qui le compoſe, ſoit
par la cuiſſon : il eſt vrai qu'on
fera ce ſirop beaucoup meilleur,
ſi l'on exprime le jus des limons
ſur du ſucre en poudre, & qu'on
le conſerve ainſi ſans le faire cuire ; mais le ſirop ainſi préparé
fermente & s'aigrit aiſément, au
lieu que l'extrait conſerve ſon
acidité ſans prendre cette aigreur déſagréable qui provient
du ſucre qui a fermenté.

Vins anti-ſcorbutiques & ſtoma-
chiques.

On feroit bien encore d'embarquer quelques barriques de
vin aromatique amer, où entre

roit le quinquina , le genievre, l'abſinthe, la fleur de chauſſe-trape , l'*Enula Campana*, ou du vin anti-ſcorbutique fait avec le *Cochlearia*, le creſſon, le *Raphanus ruſticanus*, le pourpier d'eau, la fumeterre , la graine de mou-tarde , le ſel ammoniac, &c; car outre que le Chirurgien pourroit en ordonner aux malades, il ſe-roit à propos d'en donner quel-ques verres à ceux qui ſont me-nacés de le devenir. On peut prévenir les fievres automnales en prenant du quinquina dès qu'on ſent un peu de dégoût : il eſt preſque toujours plus facile de prévenir les maladies, que de les guérir , quand elles ſe ſont une fois déclarées.

Que le Verjus peut fournir des boiſſons acidules.

Le verjus dépuré & un peu ſalé , eſt une liqueur qui ſe conferve affez bien, & qui pourroit encore fournir un bon affaifon-nement ou des boiffons acidules pour l'ufage des malades. Il faudroit effayer fi l'on ne pour-roit pas parvenir à en faire un extrait, comme celui de citron.

Autre liqueur acidule.

M. Lind recommande, com-me une liqueur très-faine, un gros de crême de tartre fur une chopine d'eau-de-vie, & trois chopines d'eau. Je crois qu'il faut réduire la crême de tartre en poudre fine, afin qu'un gros puiffe fe diffoudre & fe foutenir en diffolution dans deux pintes d'eau. On pourra encore effayer fi la crême de tartre ne pourroit pas être employée comme affai-fonnement ; car il y a peu de fubftance auffi efficace pour dé-truire les levains putrides des premieres voies.

Préparations qu'on peut donner aux légumes fecs, pois, feves, pour empêcher qu'ils ne foient atta-quées par les infectes.

On fera bouillir de l'eau dans une grande chaudiere, & quand elle jettera de gros bouillons, on y plongera, pendant quelques inftants, les légumes, pois, fe-ves, fayols, &c, qu'on aura mis pour cet effet dans des cor-beilles ; on les fera enfuite fé-cher. Cette petite opération qui n'humecte que la fuperficie des légumes, fuffit pour faire périr les infectes & leurs œufs, ce qui les rend bien plus en état d'être confervés ; mais il ne faut renfermer ces légumes, que quand ils ont perdu toute l'humidité qu'ils ont pris dans l'immerfion ; ce qui fe fait à la vérité affez promptement, par-

ce que l'eau bouillante dont
ils ont été mouillés est presque réduite en vapeurs, &
qu'elle n'a pas eu le temps de
pénétrer dans l'intérieur des
graines.

Méthode de M. Lind pour con-
server des légumes frais.

Il faut couper des porreaux
par tronçons d'un pouce de longueur ; mettre au fond d'une
barrique bien seche, un lit de
sel, puis un lit de porreaux,
puis un lit fort mince de sel,
& continuer ainsi par lits al-
ternatifs de sel & de porreaux,
jusqu'à ce que la barrique soit
remplie ; après quoi on la couvre
d'une toile trempée dans une
forte saumure. M. Lind assure
que les porreaux ainsi préparés
se sont conservés pendant huit
mois, & qu'ils sont très-bons ;

lorfque l'on veut en faire ufage, il faut, après les avoir tirés de la barrique, les faire deffaler dans plufieurs eaux.

La même expérience a été faite fur des feuilles de choux, qu'on avoit bien épluchées. M. Lind avertit qu'il faut que ces légumes foient exempts de toute humidité extérieure, quand on les met dans la barrique.

Sans doute que plufieurs autres légumes pourroient auffi fe conferver, fuivant la méthode de M. Lind. En Allemagne on conferve des choux fermentés pour en faire la Chou-croute, qui eft un mets qu'on trouve fort appétiffant, quand on y eft accoutumé. M. l'Abbé de la Caille a vu préparer de cette maniere, au Cap de Bonne-Efpérance, une grande quantité de choux, que l'on tranfportoit enfuite à Batavia, où ;

quoique ces choux euſſent ſouf-
fert une traverſée de ſix ſemaines , ils étoient arrivés en bon
état. Je crois que des choux ainſi
préparés , pourroient êtᵣe utiles
aux Marins : voici la méthode
de les préparer , ainſi qu’elle
ſe pratique à Straſbourg.

Maniere de faire la Chou-croute, *en Allemand*, Saverkraut.

On prend des choux pom-
més lorſqu’ils ſont dans toute
leur force, & c’eſt vers la S.
Martin : on les met à l’air pendant trois ou quatre jours, afin
que toute l’humidité qui s’y eſt
attachée s’évapore; enſuite on
les coupe par petites lanieres ou
tranches fines, tant pour que le
ſel y morde mieux, que pour
pouvoir les preſſer plus facilement, & qu’ils ſoient plus agréables à manger. Avant de les

couper, on en ôte toutes les feuilles vertes & la queue ou le pivot : on fe fert, pour ôter cette queue , d'une efpece de tariere, femblable à peu près à celle dont fe fervent les charrons.

Pour couper les choux plus aifément & plus réguliérement, on a une caiffe à laquelle eft attaché un couteau long & large. Cette machine approche beaucoup de celle dont on fe fert pour hacher la paille que l'on donne aux chevaux : les figures 9. & 10. Planche III. en donneront une idée affez claire.

Ceux qui ne font qu'une petite provifion de Chou-croute, ufent d'un autre inftrument pour couper les pommes de choux. C'eft une efpece de banc ou colombe dont les tonneliers fe fervent , mais dont le fer eft beaucoup plus large : on paffe

les pommes de choux sur le fer
de ce rabot, & les lanieres tombent par l'ouverture du fer qui
est fort grande.

On prend les lanieres, qui sont
d'autant meilleures qu'elles sont
plus minces : on en remplit un
baril de la grandeur d'environ
un boisseau & demi de Paris ; on
y place une premiere couche de
ces choux mêlés avec une bonne poignée de sel, ensuite on
les foule le plus fort qu'il est
possible avec un pilon de bois :
quand cette premiere couche
de lanieres de choux est bien
pressée, on y en ajoute une se-
conde préparée & foulée comme la premiere ; ensuite une troi-
sieme couche, & ainsi de suite,
jusqu'à ce que le baril soit rempli, en observant toujours que
chaque couche de choux soit
assaisonnée de sel & pressée très-
fortement. C'est de cette façon

que le fel, qui doit conferver
les choux, les pénetre parfaitement, & que l'air qui excite la
fermentation, ne peut agir librement; c'eft encore pour cette
même raifon qu'on préfere à
tous autres, les barils où il y a
eu de l'huile d'olive, parce que
l'huile qui en a bouché les pores, empêche l'air extérieur d'y
pénétrer; c'eft enfin pour cela
que l'on a l'attention de verfer
dans le baril de l'eau bouillante
avant que d'y mettre les choux,
qu'on le couvre exactement, afin
que les vapeurs de l'eau renflent
les pores du bois; & après l'a-
voir bien rincé, on retire l'eau
pour y placer les choux, avec
les précautions que nous venons
de détailler. Quelques-uns ajoutent aux choux des baies de genievre, du raifort, de la coriandre, foit pour en rehauffer le
goût, foit dans la vue d'en

rendre l'ufage plus fain.

Quand le baril eft rempli, on le couvre de feuilles de choux fur lefquelles on place un fond de bois dont les planches font exactement jointes enfemble, & qui entre aifément dans le baril. On charge ce fond avec des pierres pefantes ou quelque autre poids, afin que les choux foient preffés fortement. Il faut mettre le baril dans une cave fraîche & à couvert de la gelée. · Les choux ainfi difpofés fermentent ; & c'eft cette fermentation qui leur donne ce goût piquant & appétiffant, qui plaît tant à ceux qui font habitués à ce mets. Cette fermentation brife les vaiffeaux les plus fins qui contiennent le jus des choux. Ce jus fe raffemble au haut du baril, qui répand alors une très-mauvaife odeur.

On n'ouvre le baril qu'au bout

de quatre ſemaines, temps que l'expérience a démontré être ſufiſant pour donner à ces choux le goût aigrelet qu'on deſire. Alors on retire les feuilles dont la derniere couche étoit recouverte ; on jette auſſi cette derniere couche de lanieres de choux qui ſe trouve gâtée : on nettoie avec ſoin les parois du baril, & l'on enleve une écume qui ſurnage l'eau, pour ôter le levain qu'elle contient & qui pourroit accélérer la corruption : on nettoie de la même façon les poids qui ont ſervi à charger le baril & le fond qui le recouvroit, après quoi, il faut avoir ſoin de couvrir ces choux avec un linge, & les tenir bien preſſés pendant tout le temps qu'on en fait uſage pour la table.

L'eau qui ſurnage la derniere couche ſert encore à empêcher que l'air n'agiſſe trop immédiatement fur les choux : s'il arrive que le jus vienne à manquer, il faut verfer de l'eau fraîche pour le remplacer.

Il faut bien obferver, lorf-qu'on tire les choux, de prendre par préférence ceux du tour du baril, afin qu'il n'y ait point de place vuide dans le milieu : on exprime ces choux en les reti-rant, pour que le jus refte dans le baril. De cette façon, on pour-ra conferver la Chou-croute juf-qu'aux chaleurs du printemps, & fi l'on voit alors que l'eau qui les furnage devient bourbeufe, il faudra fouvent la changer, fuppofé que l'on veuille confer-ver plus long-temps les choux : on n'en fait cependant guere d'ufage dans cette faifon, atten-du que l'on peut avoir alors des légumes frais.

La façon la plus fimple d'ap-prêter la Chou-croute pour manger, eft d'en mettre la moitié de ce que l'on veut en faire cuire, au fond d'un pot de terre ver-niffé, puis de la viande bien graffe, & le refte des choux par deffus; d'y verfer une fuffifante quantité d'eau; faire bouillir le tout à un feu modéré pendant cinq heures; ne point remuer ce qui eft contenu dans le pot, mais feulement le tourner de temps à autre.

Quelques-uns lavent les choux dans plufieurs eaux avant de les faire cuire, pour en diminuer l'aigreur; mais les gourmets pré-tendent qu'il ne faut abfolument point les faire paffer dans l'eau, ni les laver; car ils difent que cela leur ôteroit ce goût aigre qu'ils trouvent délicieux, mais qui n'eft cependant pas celui de tout le monde.

On peut mettre ces choux ainfi préparés, dans le pot au

feu

(185)

feu en place de choux frais.

Il est bon de savoir que les barils remplis de Chou-croute, répandent une odeur très-forte & fort désagréable : car ceux qui n'en seroient pas prévenus croiroient qu'ils font absolument gâtés.

Maniere de conserver les Haricots verds, les Artichauts & l'Oseille.

On est dans l'habitude, dans plusieurs maisons, de conserver pour l'hiver des haricots verds, & des herbes.

A l'égard des haricots, on les conserve de trois façons. Selon la premiere, on les fait cuire à demi après les avoir épluchés ; ensuite on les fait sécher en les étendant sur des claies. Comme il est important de les conserver dans un lieu sec, & de prévenir qu'ils

Q

ne ſoient mangés des rats, il faut les mettre dans des pots de grais ou des barriques bien fermées ; lorſqu'on veut les apprêter pour manger, on les fait revenir dans de l'eau tiede avant de les faire cuire.

La ſeconde maniere eſt de les faire confire dans du vinaigre, comme les cornichons ; & on leur fait perdre cette acidité, en les mettant tremper dans l'eau tiede avant de les faire cuire. La paſſe-pierre, la criſte-marine, les capres, & les capucines, qui ſont tous de bons anti-ſcorbutiques, ſe conſervent de même dans le vinaigre, & peuvent ſervir à aſſaiſonner les viandes.

La troiſieme méthode eſt de les faire cuire preſque comme ſi on les vouloit manger. On les fait enſuite égoutter, & on les conſerve dans des pots de grais avec une ſaumure : on couvre le deſſus avec du beurre fondu. Quand la couche de beurre vient à ſe rompre, & que la ſaumure prend le deſſus du beurre, les haricots ſe gâtent. Il y a donc lieu de craindre que les mouvements du roulis d'un vaiſſeau, ne rendent cette façon de conſerver les légumes très-difficile à pratiquer en mer.

On conſerve de la même façon l'oſeille, qui par ſa grande acidité eſt un excellent anti-ſcorbutique ; elle a, outre cela, un goût très-appétiſſant. Pour cet effet, on la fait bien cuire, & on l'aſſaiſonne comme ſi on vouloit la ſervir : on la met enſuite dans des pots de grais, & on la recouvre d'une couche de beurre fondu. On met ordinairement de la poirée, dont la douceur tempere l'acidité de l'oſeille ; mais comme cette acidité eſt très-ſalutaire aux gens de mer, on fera bien de retrancher la poirée, & de n'y point oublier le cerfeuil & la ciboule. On pourroit essayer si l'on peut conserver de même le cresson de fontaine.

A l'égard des artichauts, on les peut conserver avec une saumure, ainsi que les haricots, ou en dessécher les fonds dégarnis de leurs feuilles.

Toutes sortes de racines, comme navets, carottes, panais, radis, racines de persil, de chicorée sauvage, les pommes de terre, les topinambours, l'ail, l'échalote, la ciboule ; plusieurs fruits, comme les citrons, les oranges, & les pommes se peuvent conserver dans des barriques, avec du sable bien sec, pourvu, sur-tout, que les racines aient crû dans une terre seche : il faut couper leurs feuilles jusqu'à emporter un peu de la racine : à l'égard des oranges, citrons & pommes, ces fruits doivent avoir été cueillis un peu verds.

Quand les embarquements se font dans les saisons où le verjus de grain est commun, on pourroit essayer d'en conserver avec du sel, comme les porreaux : quelques grappes mises dans la soupe, lui donneroient une saveur agréable, & une qualité très-saine : au reste je n'ai point éprouvé si l'on pouvoit en conserver de cette façon.

Pourvu que tous ces légumes se puissent conserver pendant trois mois, ce seroit autant de gagné sur la campagne ; la consommation n'en seroit pas énorme, parce qu'on ne les emploieroit que comme assaisonnement, dans la vue d'engager les équipages à manger plus volontiers les farineux. De plus on auroit l'attention de consommer d'abord ceux qui commenceroient à s'altérer ; après quoi ceux de la meilleure conservation seroient employés.

J'ajouterai encore qu'on feroit très-bien de mettre ces légumes dans l'endroit de la cale le plus frais, le plus sec, & où l'on pourroit plus commodément & plus fréquemment renouveller l'air ; car ce seroit le moyen de les conserver beaucoup plus long-temps.

On fera encore très-bien de conserver des œufs, en les frottant d'huile où de beurre, suivant la méthode de M. de Réaumur, qui a très-bien réussi toutes les fois qu'on a pû avoir des œufs très-frais pour cette opération. Malheureusement on ne peut que très-difficilement en être certain, sur-tout quand on est obligé d'acheter ces œufs dans les marchés. Nous avons pratiqué l'expérience de M. de Réaumur ; & pour cela nous avions recommandé à nos fermiers de nous envoyer leurs œufs tous les deux jours, depuis la mi-août jufqu'à la mi-feptembre. Nous fommes ainfi parvenus à avoir 150 douzaines d'œufs qui fe font confervés à merveille pendant l'hiver : on en mangeoit à la coque, & ils étoient auffi bons que des œufs frais pondus. Nous allons maintenant parler des Beftiaux que l'on eft obligé d'embarquer vivants.

ARTICLE XVIII.

Des précautions qu'on doit prendre pour que les Beſtiaux & les Volailles n'infectent point l'air de l'entrepont.

Nous avons déja dit que les beſtiaux contribuoient à infecter l'air de l'entrepont, par leur tranſpiration, leur haleine, leurs excrémens. On remédieroit à ces inconvénients, ſi l'on pouvoit les placer ſur le tillac ; mais la choſe me paroît bien difficile : c'eſt aux Officiers à faire ſur cela des eſſais. Suppoſé que leurs tentatives ſoient infructueuſes, & comme il eſt indiſpenſable d'embarquer des animaux vivants, il nous paroîtroit convenable, pour diminuer le mal, 1°, de veiller, comme au poſte des malades, à entretenir

dans

dans les parcs une grande propreté, & de ne les laver que quand l'humidité pourroit se dissiper promptement ; 2°, de placer au dessus des parcs une écoutille, & même une ventouse pareille à celle qui est représentée dans la Planche I, fig. 1, aux lettres *tt u u*, pour laisser une libre issue aux vapeurs, & empêcher qu'elles ne se mêlent avec l'air de l'entrepont ; 3°, de renouveller très-fréquemment l'air, dans l'endroit où sont les parcs, par quelques-uns des moyens que nous avons ci-devant proposés ; 4°, de faire border avec des planches minces recouvertes de toile à prélat, tout le pourtour des parcs, comme on le voit en *PP*, depuis le dessous du pont qui les recouvre, jusqu'à deux pieds du pont inférieur, afin d'empêcher que les vapeurs ne

R

se mêlent avec l'air de l'entre-pont, & pour les obliger de sortir par la ventouse ; car l'air nouveau entrera par la partie *QQ* du parc qui ne sera point couverte de toile ; 5°. de ne point embarquer ni cochons , ni aucuns autres bestiaux qui répandent une grande infection ; de placer les cages à poules sur le tillac , & veiller soigneusement à faire nettoyer très-fréquemment ces cages , & la partie du pont sur laquelle tombent les excréments des volailles.

Tout ce que nous venons de dire , doit être observé dans le cours des traversées ; mais il faut redoubler de soins & d'attentions , quand on est rendu dans les ports ou dans les rades ; nous en allons faire connoître l'importance.

ARTICLE XIX.

Des attentions qui peuvent contri-
buer à conserver la santé des
équipages, lorsqu'on est arrivé
au lieu de la destination.

QUOIQUE les gros temps &
les brumes auxquelles on est fréquemment exposé quand on fait
campagne vers le Nord, fati-
guent les équipages ; & que le
passage d'un climat tempéré, à
celui de la Zone torride, soit
très-préjudiciable à la santé,
il arrive néanmoins assez souvent que les équipages arrivent en parfaite santé à leur destination, sur-tout quand ils par-
tent dans les saisons convenables, & lorsqu'ils n'ont pas
éprouvé des calmes de trop longue durée, ou des vents cons-
tamment contraires. Il y a lieu

de préſumer, qu'avec les précautions que nous avons détail-
lées, les traverſées feront encore plus heureuſes, & que les
équipages ſouffriront moins des
longs calmes & des pluies qui
furviennent fous les tropiques,
ainſi que des brumes qu'on rencontre dans le Nord.

Mais il eſt très-ordinaire de
voir des équipages qui après être
arrivés ſains dans les ports &
dans les rades, font néanmoins
& tout à coup attaqués de maladies très-aiguës. D'où peut
venir cet accident ? C'eſt qu'en
venant toucher à des pays mal-
ſains, ils y contractent les maladies propres au climat où ils
fe trouvent alors. Cette réflexion
ſuffit pour en conclure : 1°, Que
les Capitaines ne doivent féjourner que le moins qu'il eſt poſſible dans les rivieres & les ports
vaſeux, abrités du vent , &

reconnus pour être mal-sains :
2°, Qu'au lieu d'établir leur
mouillage dans un endroit calme
& où la mer n'est point agitée,
il faut préférer ceux où le vent
souffle, au risque d'en être un
peu plus fatigué : 3°, Qu'il faut
se presser de terminer ses affaires
dans les rades mal-saines, pour
se porter dans de meilleurs
mouillages. Le savant M. Pringle pense que les vapeurs mal-
saines de la terre, ne s'étendent
en mer qu'à une petite distance,
ou qu'elles perdent au moins
leur pernicieuse qualité avant
d'y parvenir. 4°. Il est sur-
tout très-avantageux, de ne pas
rester long-temps dans les rades,
mais de lever l'ancre, pour faire
de temps en temps des croisieres
qui donneront un exercice salu-
taire aux équipages, & qui ex-
poseront le vaisseau au vent,
qui est plus salubre que l'atmof-

phere qui l'environne. Comme l'air de la Zone torride est sec & sain, dit M. Lind, lorsqu'on est éloigné de la côte, & que les chaleurs excessives y sont temperées par la fraîcheur des vents, les hommes y jouissent d'une meilleure santé, que quand ils entrent dans les ports où l'on respire les vapeurs nuisibles de la terre. 5° Lorsque pour empêcher les progrès de quelque maladie contagieuse, on est obligé de mettre les malades à terre, on aura l'attention d'établir l'hôpital sur quelque lieu élevé, éloigné des marais & des eaux stagnantes. 6°. Lorsque les équipages iront à terre pour faire de l'eau & prendre des vivres, il faudra les obliger de revenir coucher à bord, autant qu'on le pourra, ou mettre à la tête du détachement un Officier qui les fasse retirer de bonne heure, sous des ten-

.tes qu'on dreſſera ſur des lieux découverts : cet Officier leur fera diſtribuer, comme préſervatif, du vin aromatique amer, ou une certaine quantité d'eau-de-vie de quinquina , mêlée avec deux parties d'eau commune : ceux qui ne pourront ſe diſpenſer de reſter à l'air, auront ſoin d'allumer du feu & de ſe tenir auprès pour diſſiper les vapeurs ; en un mot il faut prêter une ſinguliere attention à empêcher que les matelots qui vont à terre, ne tombent malades ; car il eſt inconteſtable que la maladie priſe à terre , ſe communique bientôt à tout un équipage. 7°, Faire ſon poſſible pour ſe procurer les fruits , les herbes & les autres proviſions fraîches qui ſeront jugées convenables pour l'entretien de la ſanté ; &, en général ce ſera dans les pays chauds, toutes les ſubſtances an-

ti-fcorbutiques & anti-phlogif-
tiques. 8º, Envoyer à la pêche
des crabes, des homards, des
coquillages, du poiffon frais, &
des tortues : l'ufage des aliments
que fourniffent les animaux du
genre des cruftacés & des tefta-
cés eft très-propre à réfifter au
fcorbut, ainfi que le poiffon
frais. Feu M. le marquis de la
Galiffonniere , s'étant trouvé
dans un parage où il y avoit
beaucoup de crabes, fit faire,
avec ces cruftacés & des légumes , des rations de bifque
que les matelots mangerent
avec plaifir; c'étoit pour eux
des jours de fête, mais qui é-
toient bien avantageux à leur
fanté, fur-tout par la gaieté qui
s'entretenoit dans l'équipage.

9º. En joignant à toutes ces
attentions celles qu'on aura prifes pendant la traverfée, il n'eft
pas douteux qu'on préviendra,

en grande partie, les maladies qui font périr tant de matelots dans la Zone torride.

10°. Dans les pays froids on aura soin sur-tout que les matelots soient bien vétus ; qu'ils ne passent pas trop subitement de l'entrepont où l'air est très-chaud, sur le tillac où il est extrémement froid : on abrégera les quarts, afin que la partie de l'équipage qui est obligée de rester sur le pont, ne soit pas transie de froid. En général, le régime doit être corroboratif ; & tout doit tendre à rétablir une transpiration interrompue. Quand un matelot se trouve saisi du froid, M. Lind recommande qu'on se garde de lui donner des spiritueux, jusqu'à ce qu'il soit réchauffé à un certain point : il faut pour cela commencer par lui faire prendre quelques décoctions chaudes ; car on doit

réchauffer les viscéres par degrés, à peu près comme on rétablit un membre gelé : il tom-
bera en mortification si on le ré-
chauffe trop promptement; & au
contraire il reprendra vie, si on
le frotte avec de la neige ou dans
de l'eau froide, jusqu'à ce que la
souplesse des chairs soit rétablie.
Il est bon que les marins n'igno-
rent pas ce fait, parce qu'il pourroit arriver, dans des campagnes
d'hiver, que quelque matelot
eut un de ses membres gelé.

110. Les Capitaines doivent
avoir une singuliere attention à
tenir leurs équipages en mouvement, en leur procurant des
sujets d'exercices moderés ; mais
sur-tout il faut leur inspirer de la
joie & de la gaieté : il faut pour
cela imaginer des especes de fê-
tes & d'autres amusements ; des
jeux d'exercice, tels que le palet,
la boule, les danses, &c ; car le

défœuvrement produit l'ennui ;
l'ennui, la maladie du pays, qui
est encore plus dangereuse à la
mer que sur terre.

Je ne parle point du traite-
ment des maladies, cela ne convient point à mon état ; & d'ailleurs les habiles Médecins qui
sont à la tête des écoles de Chi-
rurgie de la Marine, ont une
attention particuliere à donner
à leurs éleves les meilleurs prin-
cipes de curation : je me con-
tenterai de recommander aux
Chirurgiens des vaisseaux, sur-
tout à ceux qui n'ont pas été
élevés dans les écoles de la Marine, de lire avec attention, &
très-fréquemment, les excel-
lents ouvrages de M M. Pringle,
Huxham & Lind : ils doivent se
pourvoir de ces ouvrages, & en
faire le sujet de leurs médita-
tions.

A l'égard des Officiers, ils

ne doivent efpérer de fuccès que
par l'attention continuelle qu'ils
apporteront à tous les articles
contenus dans ces mémoires :
il ne fuffira pas de remplir quelqu'un de ces objets en particulier ; il faut qu'ils effayent de
fatisfaire à tout , autant que les
circonftances & le fervice le
permettront ; mais quels efforts
ne doit-on pas faire , quand il
s'agit de conferver la fanté &
la vie aux hommes , fur-tout à
des hommes auffi précieux à
l'Etat que le font les matelots ?

EXPLICATION

Des Figures contenues dans les Planches I, II & III.

PLANCHE I.

La Figure 1 *repréſente la coupe d'un Vaiſſeau par un plan élevé perpendiculairement ſur la quille.*

a b, le premier pont.

c d, le fond de la cale.

a b c d repréſente la capacité intérieure de la cale.

e, le pied du mât de miſaine.

f, le pied du grand mât.

g h, le ſecond pont.

a b g h, l'entrepont.

i k, le demi-pont qui forme le gaillard d'arriere.

l m, le demi-pont qui forme le gaillard d'avant.

n n, les écoutilles du premier pont.

o o, les écoutilles du second pont.

p p, les écoutilles des gaillards d'avant & d'arriere.

q, petit sabord percé immédiatement audessus du premier pont.

r, petit sabord percé immédiatement audessous du second pont.

s, petit sabord qu'on fait quelquefois immédiatement audessous du premier pont pour donner de l'air à la cale.

t t, u u, ventouse qui détermine les vapeurs de la cale à se dissiper, sans pouvoir se répandre dans l'entrepont.

A B, manche à vent.

A C, la vergue où est attachée cette manche.

x x, y y, lignes ponctuées qui indiquent le courant d'air qui sort de la manche.

B D, marque la direction qu'on

peut donner à l'air qui fort de la manche.

E F, foufflet cylindrique, dont on trouvera le détail dans la Planche fuivante, *fig*. 2.

G H, foufflet centrifuge, dont on trouvera le détail dans la Planche fuivante, *fig*. 3 & 4.

I K, foufflet de M. Hales, dont on trouvera auffi le détail dans la Planche fuivante, *fig*. 5.

M N, Maniere de renouveller l'air par le moyen du feu.

PLANCHE II.

FIGURE 2. *Soufflet cylindrique.*

a c, *b d*, *e g*, *f h*, font les parties en cuir & qui fe ployent ; les parties *a b* & *e f*, ainfi que *c d* & *g h*, font faites de rondelles de bois, fur lefquelles les cuirs font cloués.

p p, grandes foupapes qui

permettent à l'air de fortir des foufflets, & qui s'oppofent à l'entrée de l'air extérieur.

q q, grandes foupapes attachées aux rondelles inférieures, & qui permettent à l'air d'entrer dans la capacité des foufflets.

l m, levier qui balance fur le point d'appui, *s*, pour faire hauffer & baiffer alternativement les plateaux *a b* & *e f*, par le moyen des tringles *i k*.

c h, *n t*, fommier fur lequel les foufflets font fermement attachés par les rondelles *c d*, *g h*.

r, eft l'ouverture du fommier, à laquelle il y a une foupape qui permet à l'air d'entrer dans ce fommier, & qui s'oppofe à la fortie de cet air : c'eft à cette ouverture *r*, qu'on ajufte les tuyaux qui doivent répondre à l'endroit dont on veut pomper l'air.

Fig.

Figures 3 & 4.

Soufflet à moulinet vu par dehors.

a b c, boîte cylindrique faite de planches minces exactement jointes.

c a, ouverture pratiquée à ce cylindre pour y ajuſter le gros tuyau *c d a*, par où l'air doit ſortir.

g, arbre ou eſſieu ſur lequel ſont aſſemblées les 6 ou 8 aîles minces, de bois, de la *fig*. 4. *g h*, *g i*, *g k*, &c : cet arbre doit porter une lanterne qu'on ne peut appercevoir dans la *fig*. 3 , à cauſe du montant *g* ; mais on voit une manivelle *s*, & une roue dentée *h*, qui engrene dans la lanterne du bout de l'arbre : par cet engrénage le mouvement qu'on imprime à la manivelle, *s*, eſt beaucoup augmenté à l'égard de l'arbre *g* ; en conſequence les aîles *g h*, *g i*, &c,

S

tournant avec beaucoup de vî-
teffe dans l'intérieur du tambour, elles impriment un grand
mouvement à l'air qui s'échappe
par l'effet de la force centrifuge,
& fort avec abondance par l'ouverture d : il y a en tt, aux deux
fonds du tambour, & tout près
de l'arbre, des trous par lefquels
l'air entre dans la caiffe.

FIGURES 5, 6, 7 & 8.
Soufflets de M. Hales.

$AEFC$, $EBFD$, fig. 5, re-
préfentent deux coffres qui forment l'extérieur de deux corps
de foufflets : au bout CF & DF
de chaque coffre, eft un bâti ou
affemblage de menuiferie II, KK,
qui porte pour chaque foufflet
quatre foupapes GG, HH : les
foupapes G permettent à l'air
de l'intérieur du foufflet de fortir ; celles HH, permettent à
l'air extérieur d'entrer dans
les foufflets.

(211)

La *fig.* 6 repréſente la caiſſe *E B D F*, vue par le côté *D B* de la *fig.* 5. On en a ôté la planche qui ferme ce côté, pour avoir la facilité de voir le diaphragme *L M*, qui eſt attaché par des couplets à la traverſe *I I*, du bâti qui forme le devant de la caiſſe ; ainſi la partie *M* du diaphragme eſt fixe en *I I*, & la partie *L* ſe peut mouvoir depuis *N* juſqu'à *O*, & depuis *O* juſqu'à *N*, quand on fait hauſſer & baiſſer la tringle *P Q*, qui eſt attachée au diaphragme, comme on le voit en *A fig.* 7.

XX, fig. 8. repréſentent deux petits chaſſis garnis d'un treillis de fil de cuivre, & qui entrent à couliſſe du côté *D* & du côté *C* des ſoufflets, *figure* 5, pour couvrir les ſoupapes *H*, & empêcher que les rats & les ſouris ne puiſſent y entrer.

SS, KK, fig. 8. indiquent un

affemblage de planches qui fe place à l'endroit marqué des mêmes lettres fur la figure 5, & défigné par des points, & dont l'ufage eft de recevoir l'air des 4 foupapes *G*, pour le porter par l'ouverture *T* dans les tuyaux qui aboutiffent aux endroits où l'on veut renouveller l'air.

PLANCHE III. FIGURES 9 & 10.

Machine pour couper les choux par petites lanieres, pour faire la Chou-croûte.

A B C D, caiffe dans laquelle on met les têtes de choux pommés.

E F G, les trois pieds de menuiferie qui foutiennent la caiffe.

H I, arc qui eft attaché par le bout *H*, avec un tourillon qui traverfe une grande mortaife : le bout *I* eft mobile, & eft attaché par un clou rivé à l'extrémité *I* du couteau *IK.*

On voit en *L* une corde qui fert à foutenir le couteau , lorfqu'on ne s'en fert pas.

M, eft un bâton de bois de brin qui fait reffort : comme il eft attaché par fon extrémité à l'arc *HI*, par une corde *N*, fon ufage eft d'aider à relever le couteau.

PP , &c. planches clouées fur les pieds de devant, *FG*, pour retenir les tranches de choux, & empêcher qu'elles ne tombent audeffous de la machine.

O , pommes de choux.

Il eft évident , qu'en faififfant d'une main le manche *K* , du couteau , & en avançant de l'autre les pommes de choux vers le devant de la caiffe, on les coupera par tranches fort minces, & d'autant plus minces qu'on fe fera habitué au maniement de cette machine.

Quelques particuliers qui ne veulent pas faire les frais d'une pareille machine, coupent les choux en les paſſant ſur une colombe ou banc aſſez ſemblable à celui des Tonneliers, mais plus grande, & dont l'ouverture a aſſez d'étendue pour que les tranches de choux puiſſent tomber au deſſous.

I
k
h
P
p
Q
e
r
q
n
n
b
K
d

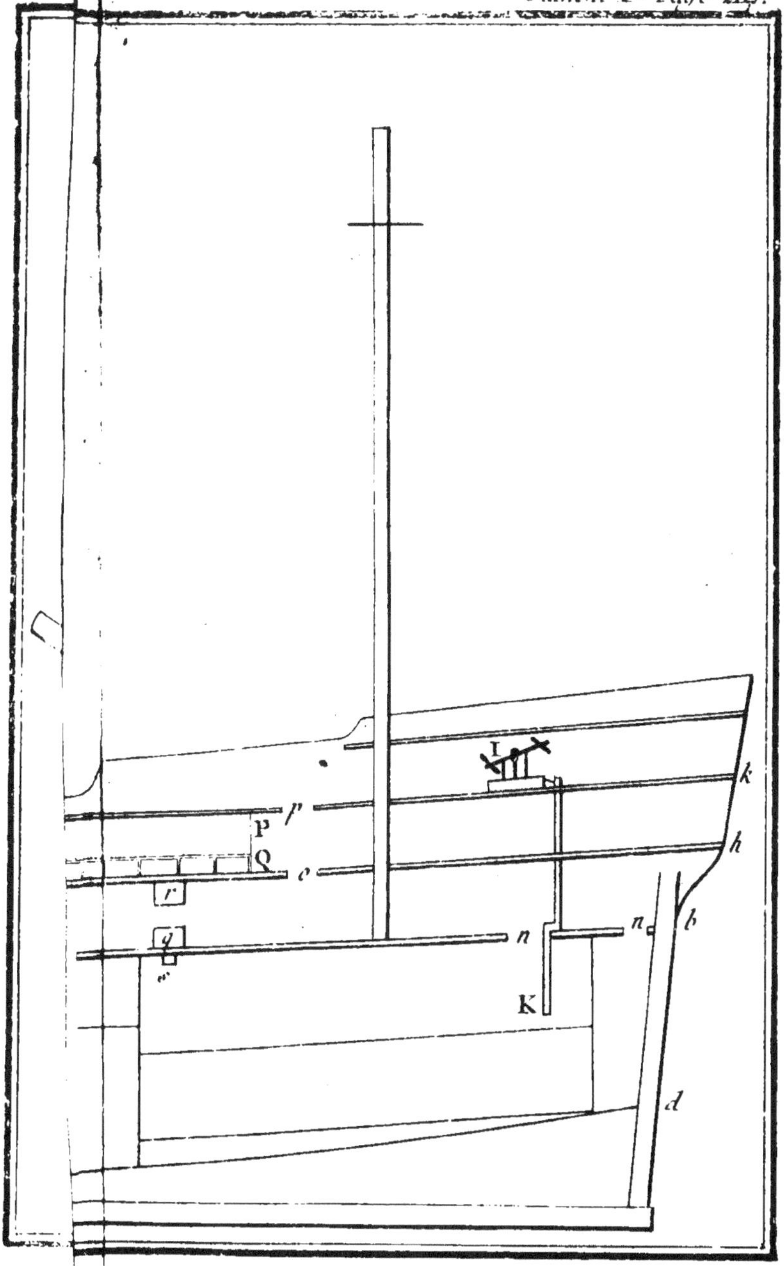

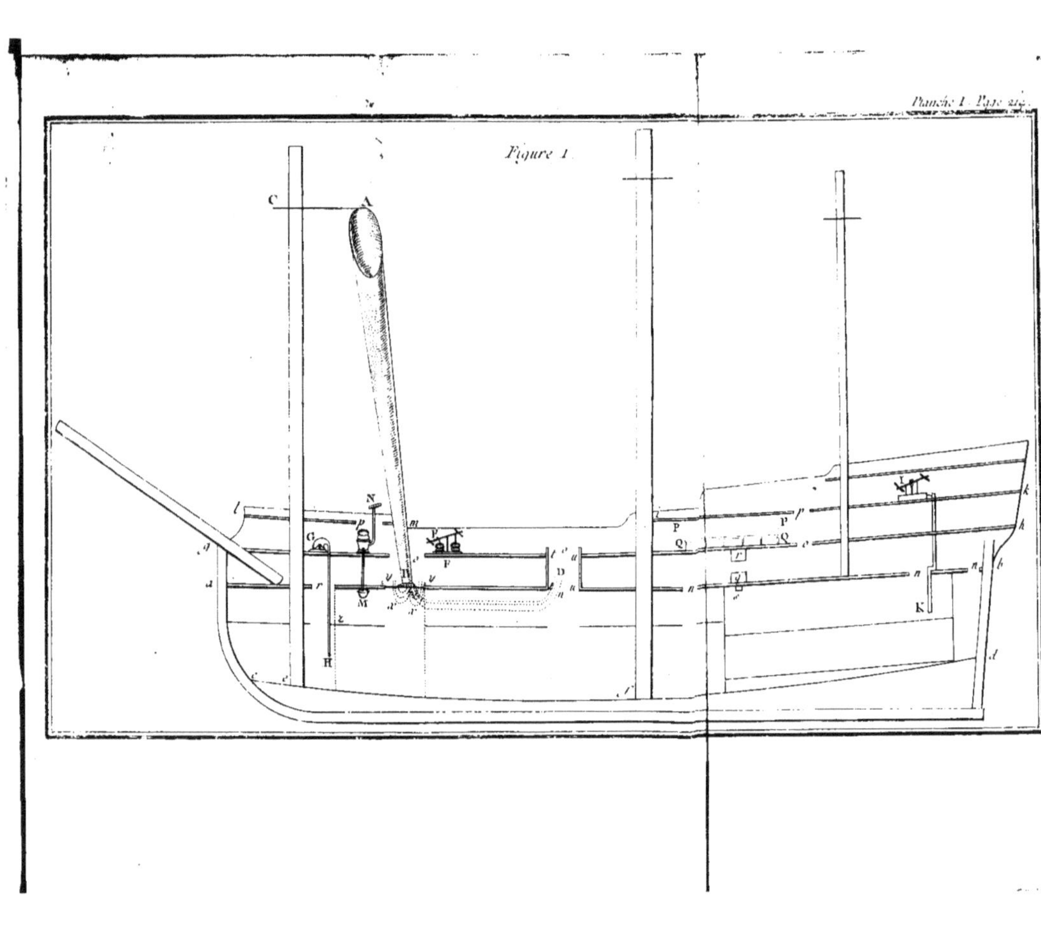

Figure 1

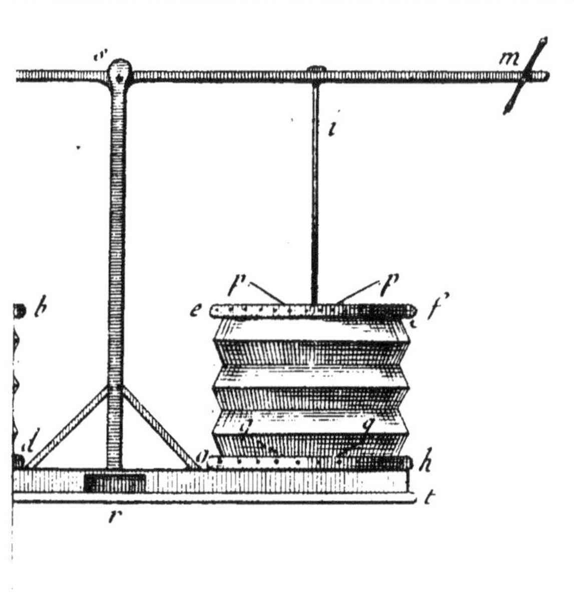

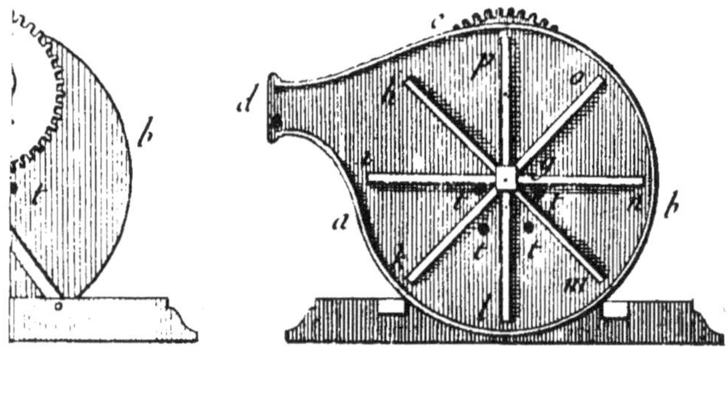
Figure 4.

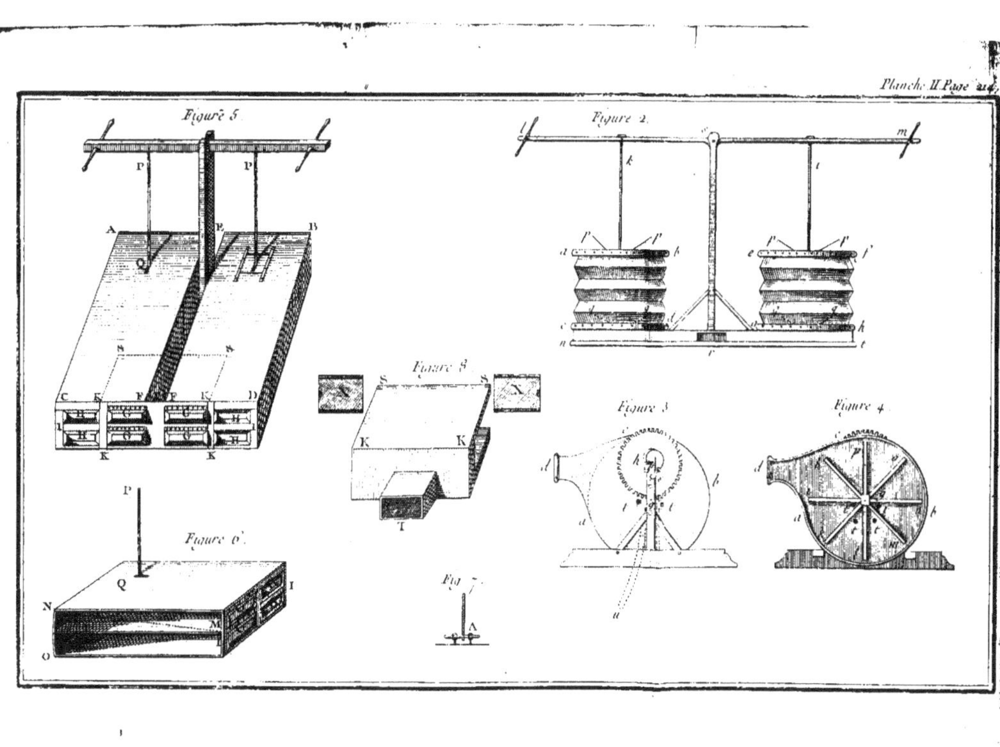
Figure 5.
Figure 2.
Figure 8.
Figure 3.
Figure 4.
Figure 6.
Fig. 7.

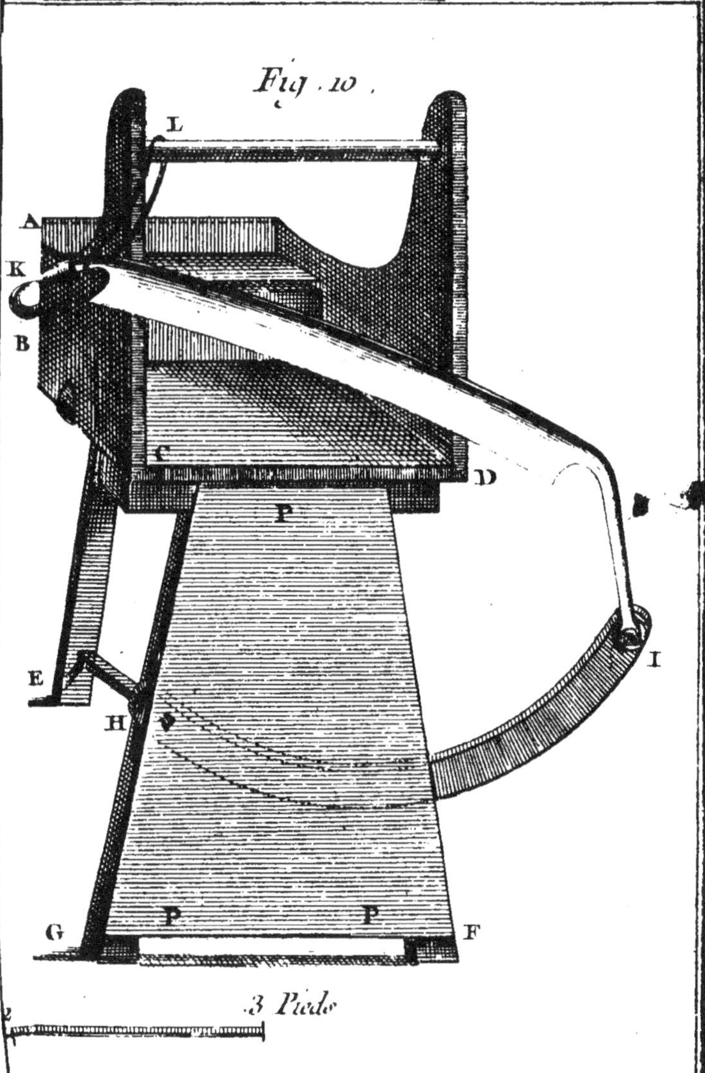
Fig. 10.
L
A
K
B
C
D
P
E
H
I
G
P
P
F
3 Pieds

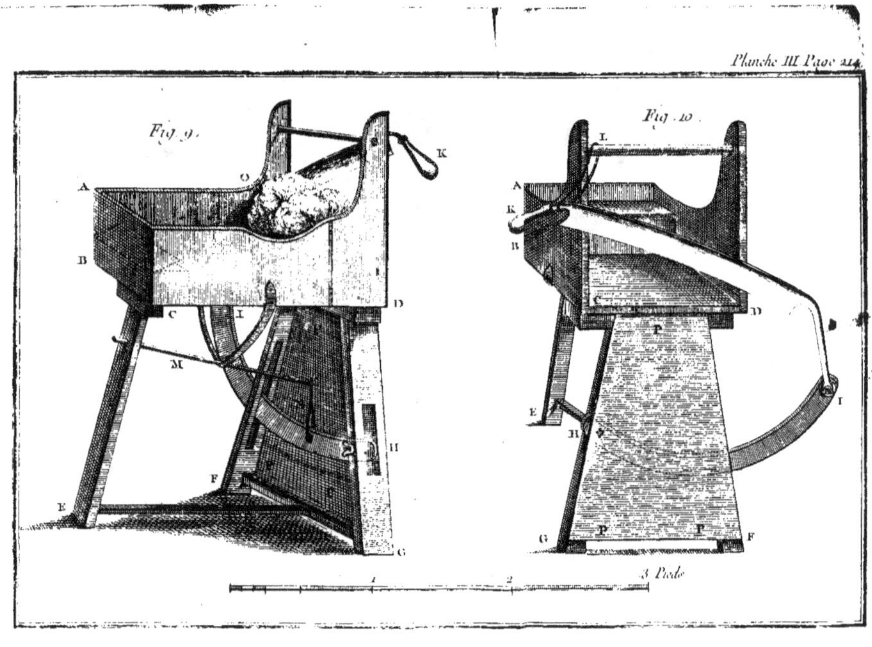

Planche III. Page 214.
Fig. 9.
Fig. 10.
A B C D E F G H I K M O
A B C D E F G H I K L P
1 2 3 Pieds

ARTICLE XX.

Moyens avantageux de procurer un renouvellement d'air dans les salles qui renferment un grand nombre de malades ; sur-tout quand les maladies portent un caractere de contagion.

QUOIQUE notre but dans cet ouvrage soit uniquement de traiter de ce qui peut conserver la santé des Navigateurs, il ne sera pas hors de propos de dire quelque chose des Hôpitaux établis à terre, d'autant que ce qui convient à l'un de ces objets, a une application très-directe à l'autre. C'est par ce motif, qu'en 1748 j'ai proposé à l'Académie Royale des Sciences quelques idées qui conviennent également aux Hôpitaux de terre, & aux équipages des vaisseaux.

Dans ce Mémoire, qui eſt fort abrégé, j'ai eſſayé de faire connoître combien il eſt important à la ſanté des hommes & à celle des animaux, que l'air qu'ils reſpirent, ou dans lequel ils vivent, ſoit exempt d'aucun mêlange de matieres nuiſibles. Cette condition importante pour les perſonnes robuſtes, & qui jouiſſent d'une bonne ſanté, eſt abſolument néceſſaire pour ceux que quelque maladie auroit affoiblis & rendus par conſéquent plus ſuſceptibles des impreſſions qui peuvent agir ſur leurs corps.

On voit communément des perſonnes en ſanté, mais d'une complexion délicate, tomber en foibleſſe dans la chambre d'un malade.

Il ſemble qu'on en devroit conclure que tout homme qui eſt déja affoibli par quelque maladie, doit ſe ſentir extrêmement fatigué

fatigué, lorfqu'il eft obligé d'habiter & de refpirer un air corrompu, qui eft fi pernicieux aux
perfonnes faines ; mais le préjugé nous occupe au point de
nous empêcher de tirer une conféquence auffi fimple & auffi ju-
fte d'une obfervation fi familie-
re. Il arrive encore tous les
jours que , contre l'avis des
Médecins , ceux qui affiftent les
malades , croyent ne pouvoir
rien faire de mieux, que d'é-
chauffer prodigieufement leurs
chambres , & d'empêcher l'air
d'y entrer. Je conviens que dans
plufieurs maladies il eft important de garantir les malades
du contact immédiat d'un air
trop froid ; mais fi l'on fait attention à ce que nous avons dit
plus haut , fur les différentes
caufes qui peuvent altérer la
falubrité de l'air, & convertir
un fluide fi néceffaire à la vie ;

T

en un poiſon capable de produire des maladies mortelles , on
appercevra qu'il eſt à propos
ſoit pour les malades , ſoit
pour ceux qui les ſoignent ,
de prévenir cette corruption ,
ou au moins de procurer une
iſſue à l'air qu'on n'a pu empêcher de ſe corrompre. Ce ſeroit
donc ſur ce principe que tous
les Hôpitaux devroient être
conſtruits. Néanmoins , en viſi-
tant l'Hôtel-Dieu de Paris , je
n'ai point reconnu que ceux
qui ont projetté ces utiles Bâtiments , ayent connu que l'air
infecté eſt plus leger que l'air
ſain , & que l'on pouvoit facilement profiter de cette pro-
priété , pour purifier l'air des
ſalles qu'ils conſtruiſoient.

La diſpoſition des lieux **a**
quelquefois forcé les Architectes à tenir le plafond des ſalles
des Hôpitaux fort élevé , & **à**

tirer les jours d'en haut par des croifées en lunette ; alors, comme les croifées fe trouvoient placées dans le lieu le plus élevé, & où fe portent naturellement les vapeurs putrides, l'air de ces falles fe trouve affez fain ; & c'eft ce qu'on peut remarquer dans quelques falles de l'Hôtel-Dieu de Paris.

Dans celui de Lyon, il y a quatre grandes falles qui aboutiffent à un centre commun, où l'on a placé un Autel, au deffus duquel on a élevé un dôme. Ce dôme, qui probablement n'a été fait que pour la décoration de ce bel Edifice, produit un effet admirable pour diffiper les vapeurs infectes de ces falles. Les vapeurs s'élevent par leur légéreté, prenant leur courant par l'intérieur du dôme, & elles s'échappent

par les croifées qu'on a foin
d'ouvrir de temps en temps.

Mais quand on examine en
détail l'établiffement de la plû-
part des Hôpitaux , on n'apperçoit point que le deffein des
Architectes ait été de procurer
le renouvellement d'air , que
nous jugeons devoir être fi néceffaire à la fanté.

On eft confirmé dans cette
penfée, quand on fait attention,
que dans prefque toutes les
falles des Hôpitaux, les croifées
font placées immédiatement au
deffus des lits des malades , &
beaucoup au-deffous du plafond.
L'air nouveau qui s'introduit
dans ces falles , quand on en
ouvre les croifées , porte immédiatement fur les lits des
malades, & doit les incommoder ; & l'air infecté refte en
forme d'un nuage fufpendu au
haut du plancher , parce qu'il

ne peut, à caufe de fa légéreté ;
defcendre affez bas pour pouvoir
fortir par des croifées auffi mal
placées.

On voit bien que l'intention
des Architectes a été d'établir
les croifées à une hauteur qui
pût être commode pour les
ouvrir & les fermer, en montant fur les chaifes qui font entre les lits des malades ; mais
en procurant cette commodité,
ils fe font privés du plus grand
avantage que l'on peut tirer des
croifées, qui eft de faciliter la
diffipation des vapeurs pernicieufes.

Meffieurs les Médecins de
l'Hôtel-Dieu de Paris, ayant
repréfenté à Meffieurs les Adminiftrateurs, qu'il feroit très-
néceffaire de renouveller l'air
dans quelques falles, où il
étoit plus infecté qu'ailleurs ;
& Meffieurs les Adminiftrateurs

T iij

ayant connoissance du Mémoire que j'avois donné en 1748 à l'Académie, ils m'inviterent à me transporter à l'Hôtel-Dieu, pour examiner avec quelques-uns d'entr'eux & les Médecins, comment on pourroit établir, dans la salle de saint Landry où sont placés les scorbutiques, des ventouses pareilles à celles que j'ai proposées. On peut juger avec quel plaisir je me suis porté à seconder le zele de ces estimables citoyens, qui consacrent si généreusement leur temps au soulagement des malades, & qui sacrifient leurs propres affaires à l'administration de celles des pauvres. Feu M. le Président Vigneron, dont le zele sera à jamais recommandable dans cet Hôpital, se trouva à cette conférence. M. Ducret, Architecte, & qui est chargé de l'inspection des bâtiments de l'administration, y fut appellé, & il apporta les plans néceſſaires pour projetter les ventouſes que l'on vouloit établir dans cette ſalle.

Cette ſalle a quarante toiſes de longueur : ſa largeur eſt de trente-trois pieds: ſon élévation entre les deux planchers n'eſt que de douze pieds. Elle contient cent-vingt-trois lits ſur quatre rangées : quatre-vingt-trois de ces lits ont ſix pieds de largeur , & les quarante autres n'en ont que trois. Ils peuvent contenir trois cents & même juſqu'à quatre cents malades. Comme cette ſalle eſt placée dans la partie élevée du bâtiment , & qu'elle n'a au deſſus d'elle qu'un grenier , qui ſert quelquefois à ſecher le linge, la conſtruction des ventouſes devenoit très-aiſée. Il fut donc convenu qu'on y en feroit deux ; qu'on les placeroit chacune environ au tiers de la longueur totale de cette falle. Pour cet effet M. Ducret fit faire au plafond deux ouvertures , dont l'une eft de 12 pieds de longueur fur neuf de largeur. Il forma , avec des languettes de plâtre , un tuyau en pyramide qui furmonte le faitage de trois pieds , & dont l'ouverture , à fon extrémité fupérieure , a fix pieds de longueur fur deux pieds & demi de largeur. Le deffus de cette ventoufe eft couvert d'une calotte de plomb , portée fur un chaffis de fer faillant de tous les côtés de 18 pouces d'après le pourtour extérieur , & élevé de 9 pouces audeffus de la maçonnerie : elle empêche que l'eau des pluies ne tombe dans cette efpece de cheminée , &

elle laiffe un paffage libre aux vapeurs.

La feconde ventoufe a 9 pieds de long fur 6 pieds de largeur dans le bas, & fe ferme à 6 pieds fur deux. Immédiatement audeffus du plafond de cette falle, on a établi un petit poële qu'on allume par le grenier, & dont le tuyau parcourt intérieurement toute la hauteur de la ventoufe. J'ai monté au-deffus du toît, & me fuis placé à l'ouverture de cette ventoufe : j'y ai fenti, ainfi que les ouvriers qui y travailloient, un courant d'air rapide qui avoit une très-mauvaife odeur. L'effet de ces ventoufes n'eft donc pas douteux ; néanmoins, elles ne fuffifent pas pour tarir la fource des vapeurs qui s'échappent continuellement par la tranfpiration des malades, de leurs plaies & de leurs excréments ; car la mauvaife odeur n'eft point entiérement diffi-pée, elle n'eft que diminuée.

M. le Préfident Vigneron m'engagea encore à aller voir l'Hôpital des Incurables , où, malgré fes grandes infirmités, il voulut fe trouver : j'allai quelques jours après vifiter les bâti-ments de l'Hôpital de Saint Louis , feul avec M. Ducret.

A l'égard de l'Hôpital des Incurables, comme il eft occupé, pour la plus grande partie , par des gens, infirmes à la vérité , mais qui peuvent fuffir par eux-mêmes à s'entretenir dans un état de propreté, il eft évident que l'infection de l'air ne doit pas y être auffi grande que dans des falles prefque toujours remplies d'un trop grand nombre de malades , & qui ne peuvent fe procurer eux-mêmes aucun fe-cours ; néanmoins, en traverfant une gallerie qui eſt établie à la moitié de la hauteur des ſalles, nous remarquâmes tous, qu'on y ſentoit une odeur beaucoup plus déſagréable que dans le bas de ces mêmes ſalles; ce qui fournit une preuve ſenſible de la légéreté des vapeurs qui corrompent l'air. Au reſte je n'apperçus pas que dans cet Hôpital, qui eſt aſſez bien entendu, on ait eu deſſein d'employer aucun moyen pour y renouveller l'air. Il n'en eſt pas de même de l'Hôpital Saint-Louis, qui, comme l'on fait, eſt uniquement deſtiné pour les maladies contagieuſes.

Cet Hôpital a été bâti par ordre d'Henri IV. Il auroit dû ſervir de modele pour tous ceux qu'on a conſtruits depuis ce temps. Plus on examine en détail ce beau bâtiment, plus on reconnoît l'étendue du gé-

nie de celui qui l'a projetté : *
on n'y trouve rien à defirer.

Il eft fitué fur un lieu élevé
& fec, où l'air ne peut manquer d'être fain.

Il eft environné de bonnes
clôtures qui empêchent la
communication des gens du
dehors avec l'intérieur de
l'Hôpital ; ce qui eft fur-tout
bien néceffaire dans un lieu deftiné aux maladies contagieufes,
afin que les perfonnes en fanté

* Claude Chaftillon, natif de Châlons-fur-
Marne, & qui prenoit la qualité d'Ingenieur
& Topographe du Roi, a fourni le deffein
de cet Hôpital, qui a été conftruit par Claude
de Ville-Faux, Voyer de Saint Germain-des-
Prez. La premiere pierre de ce bâtiment fut
pofée à la Chapelle le 13 Juillet 1607. Il
fut queftion alors de trouver deux millions
pour la dépenfe de cette entreprife : Henri
IV fournit une partie des fonds ; la charité
des Bourgeois de Paris acheva le refte, &
l'ouvrage fut pourfuivi avec beaucoup de
vivacité jufqu'à la mort de ce Roi. Louis XIII,
par fes bienfaits, mit l'Architecte en état de
donner l'entiere perfection à ce bâtiment,
qui n'étoit pas encore achevé à la mort de
fon Prédéceffeur.

ne puiſſent prendre dans cet
Hôpital un germe de contagion
qu'ils porteroient imprudem-
ment dans leurs familles.

On y voit des logements détachés pour les Officiers de la
Maiſon, mais éloignés des ſalles des malades, & placés en
bon air, afin qu'ils puiſſent
faire leur ſervice, ſans courir
riſque de contracter la maladie.

Il y a encore d'autres bâtiments iſolés, où l'on a pratiqué
toutes les commodités eſſen-
tielles pour certains malades,
qui par leur condition ne doivent pas être confondus avec
les pauvres.

Les Religieuſes & les Ser-
vantes, ainſi que les Eccléſiaſ-
tiques qui ſe conſacrent au ſervice de cet Hôpital, & les
Chirurgiens, doivent par conſéquent être fréquemment dans

les salles des malades ; mais pour conserver, autant qu'il est possible, la santé & la vie de ces charitables personnes, on leur a formé des logements séparés qui communiquent avec les salles par des galleries couvertes, mais formées par de grandes arcades que l'air traverse de toute part ; moyennant quoi, & aussitôt que les personnes employées auprès des malades sortent des salles, elles se trouvent environnées d'un air pur & exempt de toute contagion.

Les salles établies sur des voûtes sont seches & saines, & elles ont à leur portée des offices très-commodes. On a ménagé, à la porte des cuisines & de la boulangerie, un tour assez vaste, où l'on apporte le pain, le vin, le bouillon & les autres aliments nécessaires aux malades , afin d'éviter, autant qu'il eſt poſſible, que ceux qui ſont employés au ſervice extérieur de cet Hôpital ne ſoient ſurpris de la contagion ſans neceſſité.

Quoique le terrein ſoit élevé, ce qui eſt important pour la ſalubrité de l'air, l'eau n'y manque pas : elle eſt conduite de Belleville , dans un beau & grand réſervoir, qui la diſtribue dans tous les endroits où elle peut être utile, & qui en fournit à de beaux lavoirs qu'on peut vuider en un inſtant, & qu'on peut remplir auſſi promptement. De plus, pour ne point manquer d'eau dans le cas où les ſources n'en pourroient pas donner aſſez abondamment, on a conſtruit un beau puits avec quatre corps de pompe , qui peuvent en fournir beaucoup. M. Ducret a fait conſtruire en cet endroit un petit escalier qui est fait avec beaucoup d'intelligence , & qui mérite l'attention des connoisseurs.

Je ne m'arrêterai point à décrire les jardins fruitiers & potagers , qui sont également utiles & agréables ; mais on a poussé l'attention jusqu'à y faire un grand jardin destiné à élever & cultiver les plantes les plus usuelles , & en d'autres endroits des quinconces d'arbres pour procurer des promenades aux convalescents.

Je reviens aux salles de cet Hôpital , pour faire remarquer que l'Architecte , qui connoissoit très-bien l'effet & le cours des vapeurs , y a pratiqué tout ce que nous avons proposé , soit pour renouveller l'air des salles , soit pour dissiper la mauvaise odeur des latrines. Les croisées

croisées de ces salles, loin d'être placées au dessus des lits des malades, remontent dans le toît en forme de lunette.

Au milieu de chaque corps de bâtiment, & par conséquent de chaque salle, il y a un grand vestibule très-commode pour le service : le plafond de ce vesti- bule ouvert dans son milieu, communique à une lanterne qui forme en dehors une décoration agréable, mais qui fournit au- dedans une excellente ventouse par laquelle les vapeurs de la salle peuvent se dissiper. Plus on prête d'attention à la cons- truction des croisées, & à celle des pavillons du milieu des sal- les, plus on se persuade que le but de l'Architecte étoit de purifier l'air de ces salles ; mais ce qui ne permet pas de douter que cet excellent Artiste con- noissoit parfaitement la légéreté

V

des vapeurs infectes, par com-
paraison au poids de l'air sain,
c'est la précaution qu'il a eue
de pratiquer à toutes les latrines de cette Maison de très-
grandes ventouses qui s'élevent au dessus du toît.

L'attention de placer les latrines hors des salles, & néanmoins à leur portée ; celle d'é-
loigner les sieges des murs,
pour éviter que les matieres
ne pénetrent la maçonnerie, ne
la dégradent & ne l'infectent ; en
un mot, toutes les parties de
ce bel établissement annoncent
l'étenduc du génie de son au-
teur. La simplicité de l'Architecture montre qu'il ne s'est
point proposé de faire un bâtiment de décoration, mais
un lieu où l'on devoit mettre
des malades, & où il falloit pratiquer tout ce qui pouvoit leur
être utile, ainsi qu'à ceux qui

devoient être chargés de les foigner.

L'extrême fatisfaction que j'ai eue en examinant chacune des parties de cet Hôpital, m'a fait naître le defir d'attirer fur lui l'attention du Public, & en particulier des Architectes qui pourroient fe trouver chargés par la fuite de conftruire des Hôpitaux. Car je ne fache pas qu'on ait donné dans aucun ouvrage le détail des bâtiments qui dépendent de l'Hôpital S. Louis ; & il me paroît que les éloges de ceux qui en ont parlé, tombent particuliérement fur l'humanité & la prévoyance du grand Roi qui a voulu, qu'à portée de fa Capitale, il y eût un détachement de l'Hôtel-Dieu de Paris , uniquement deftiné à recevoir les malades attaqués de maladies contagieu-fes. M. Ducret a eu la com-

plaifance de me procurer les
plans & profils de cet Hôpital :
je les donne ici, & j'efpere,
que fi l'on fuit avec attention
l'explication de chaque figure,
on fera encore plus perfuadé
de la juftice des éloges que j'ai
donnés à l'Architecte qui a formé ce beau projet. J'ai vu avec
grand plaifir que, depuis quelques années, Meffieurs les Adminiftrateurs de l'Hôtel-Dieu
de Paris font de très-grandes
réparations aux bâtiments de
cet Hôpital qui commençoit
à en avoir befoin. *

* La trop grande précipitation avec laquelle cet Hôpital avoit été conftruit en premier lieu, occafionna quelques années après
une dépenfe de plus de 200 mille livres en
réparations ; & vers l'an 1640, il fut encore
néceffaire d'en faire pour 30 à 40 mille livres.

Les faits de cette note & de la note de la
page 228, font tirés d'un écrit imprimé en
1641, en feuille volante, qui accompagnoit
alors une repréfentation à vue d'oifeau de
cet Hôpital, gravée fur les deffeins de
Chaftillon.

Explication de la Planche IV.

PLAN DE L'HÔPITAL S. LOUIS.

1, Entrée principale, dite le Pavillon Royal ; avec des logemens pour les Portiers & les Officiers.

2, Grande cour plantée d'arbres en quinconce.

3, Quatre pavillons qui forment de petits logemens particuliers, éloignés du mauvais air, & qui étoient fans doute deftinés à loger des Officiers employés à la fûreté extérieure de la maifon.

4, Quatre jardins plantés de légumes.

5, Deux bâtimens en équerre, où fe trouvent plufieurs logemens commodes, & qui font deftinés pour des malades de diftinction attaqués de maladie contagieufe.

6, Autre bâtiment en équerre servant de logement aux Ecclésiastiques & aux Chirurgiens.

7, Autre bâtiment en équerre, pour loger les Religieuses qui desservent cet Hôpital.

8. *Nota*, que ces bâtiments sont isolés, & qu'ils ne peuvent ressentir le mauvais air : ils communiquent avec les salles, soit du rez-de-chaussée, soit du premier étage, par les deux galleries marquées 8.

9, Deux pavillons dans lesquels sont pratiquées des portes latérales & des logements.

10, Deux lavoirs qui tirent leurs eaux de Belleville : le réservoir général n'est point marqué sur le plan.

11, Chapelle dont l'entrée est à l'extérieur du bâtiment pour l'usage du public & des personnes attachées à l'Hôpital.

12, Jardin pour les plantes usuelles.

13 , Verger.

14. *Nota*, que les murailles de ces deux Jardins forment une double enceinte à cet Hôpital, & que les personnes du dehors qui viennent à la Chapelle par la porte 14, ne peuvent avoir d'entrée par-là dans l'Hôpital.

15 , Les cuisines.
16 , La boulangerie.

17. *Nota* , que ces deux offices communiquent aux salles par la gallerie 17 formée d'arcades , ainsi que les galleries 8.

18 , Deux petits pavillons destinés pour les logements des boulangers & des cuisiniers.

19 & 20, Quatre grands corps de bâtiments terminés aux angles, 19 & 20, par des pavillons qui font avant-corps , & interrompus au milieu,21,par quatre autres pavillons dont le toît est en forme de lanterne.

19, 19 & 21, 21 , Plan du rez-de-chauffée.

20, 20 & 21, 21, Plan du premier étage.

La partie du rez-de-chauffée 19, 19, est voûtée à voûte d'arête, foutenue dans le milieu par des piliers de pierre qui forment deux nefs.

Nota. Que le rez-de-chauffée ne paroît pas avoir été deftiné à recevoir des malades, étant bas & humide : il femble plutôt que l'intention a été d'en former des celliers pour y placer le bois à brûler & le charbon.

21, Efcaliers ou degrés extérieurs & doubles pour monter aux falles placées au premier étage : ces efcaliers répondent à un perron commun, & font couverts d'un toît rempant. Sous ces efcaliers font des paffages voûtés, 22, pour la communication des cours.

La partie 20 & 21 repréfente, comme nous l'avons dit, le premier étage, qui confifte en qua-

tre

tre grandes falles plafonnées en voûte, dans lefquelles il y a deux rangs de lits. Chaque falle eft terminée par une grande cheminée qui eft au fond des pavillons. Ces cheminées étoient apparemment deftinées à faire un réchauffoir; mais comme il y a des offices qui peuvent fervir à cet ufage, on les a mafqué par des autels. Si l'on abattoit le manteau de ces cheminées jufqu'au niveau du plafond, & fi on laiffoit les tuyaux ouverts, en y établiffant un poële dont le tuyau enfileroit celui de ces cheminées, on fe procureroit des ventoufes qui concourroient avec celles dont nous allons parler, pour renouveller l'air des falles.

23, Efcaliers doubles & intérieurs qui ne s'élevent que jufqu'au premier étage, comme on le voit en 24 : il y a entre

X

ces escaliers un passage 23 , semblable à ceux cotés 22 , dont
l'usage est de communiquer de
la cour intérieure aux cours ex-
térieures.

25 , Latrines pratiquées dans
les angles du bâtiment : nous les
décrirons plus en détail dans la
Planche V.

26 , Huit petits pavillons attachés aux salles , dans chacun
desquels il y a une cheminée :
ils forment des offices.

27 , Grande cour intérieure,
dite la Cour Royale.

28 , Bassin rempli d'eau.

Explication de la Planche V.

F I G U R E 1.

1 , Pavillon Royal où doit
être la principale entrée.

2 , Premiere cour qui enve-
loppe toutes les salles , & qui

forme une enceinte générale.

3, Un des Pavillons détachés.

5, Un des corps de logis en équerre pour les malades de distinction.

6, Toît du logement des Prêtres & des Chirurgiens : on l'apperçoit derriere la gallerie 17.

11, La Chapelle, dont l'Architecture est simple & noble.

14, Porte par laquelle le Public peut entrer dans la Chapelle.

16, Bâtiment de la boulangerie.

17, Gallerie couverte & qui communique des cuisines & de la boulangerie aux salles : elle se projette sur le logement des Chirurgiens.

18, Tour pour la distribution de la nourriture & des médicaments pour les malades.

Nota, Que comme cet Hôpital est destiné pour les maladies contagieuses, on évite par le moyen de ce tour , la communication des gens employés au service extérieur , avec ceux qui font deftinés pour le fervice intérieur.

19 & 20 , Elévation du bâtiment des falles avec les pavillons qui les terminent.

Nota , Que les coupes & élévations repréfentées fur cette Planche V , font prifes depuis le numéro 14 de la Planche IV jufqu'au numéro 28 , & depuis le numéro 22 jufqu'au numéro 19 ; de forte que, malgré ces inflexions, on apperçoit tous les objets depuis le numéro 1 jufqu'au numéro 14.

a & *bc* , Pavillons à lanterne placés au milieu de chaque corps de bâtiment des falles.

a , Coupe d'un de ces pavillons , faite fuivant une ligne perpendiculaire à la longueur des falles.

b , repréfente l'extérieur d'un de ces pavillons.

c , Coupe de ce même pavillon dans le même fens que la

longueur des falles.

Nota, Que ces pavillons, qui d'abord ne paroiſſent faits que pour la décoration, font d'une grande utilité pour renouveller l'air des falles ; car comme les plafonds de ces pavillons, qui forment des eſpeces de veſtibules, font plus élevés que le plafond des falles, l'air infecté qui eſt plus léger que l'air fain, s'y porte naturellement ; & comme il y a une grande ouverture qui fe prolonge juſqu'au haut de la lanterne, cet air mal fain peut fe diſſiper fans aucun obſtacle. Quand on examine tous les détails de la conſtruction de ces pavillons, on reconnoît que l'Architecte a eu en vue de procurer cette iſſue aux vapeurs.

d, d, Vue extérieure du côté de la cour d'un des bâtiments des falles, où l'on voit les petites croiſées qui éclairent le deſſous des voûtes du rez-de-chauſſée & au deſſus les grandes croiſées qui donnent dans les falles du premier étage : il faut remarquer que non-feulement ces croifées font placées fort haut, mais qu'elles s'élevent en lunette dans le toît, ce qui fait qu'elles font autant de ventoufes qui fervent à la falubrité de l'air de ces falles. On apperçoit encore les latrines 25, & les offices 26, qui font attachées à ce bâtiment; ainfi que la moitié de l'efcalier extérieur 21.

e, Repréfente un pareil bâtiment coupé fuivant fa longueur pour faire voir l'intérieur des falles, & le paffage 22 qui fert à la communication des cours.

Explication de la FIGURE 2.

Cette Figure eft deftinée à donner l'intelligence des latrines, qui méritent une attention particuliere : elle fert encore à faire voir la fondation des murs des bâtiments contre lefquels font appuyées ces latrines.

A, un des pavillons des angles de la cour royale.

B, B, les falles.

C, la foffe.

La FIGURE 3 repréfente le rez-de-chauffée.

A, le pavillon.

B, B, les falles.

C, C, latrines.

D, D, fieges des latrines.

E, E, les ventoufes des latrines.

La FIGURE 4 repréfente le premier étage.

A, le pavillon.

B, B, les falles.

C, C, les latrines.

D, D, les fieges des latrines.

E, E, ventoufes des latrines.

FIGURE 5 , Coupe & élévation de cette même partie de bâtiment.

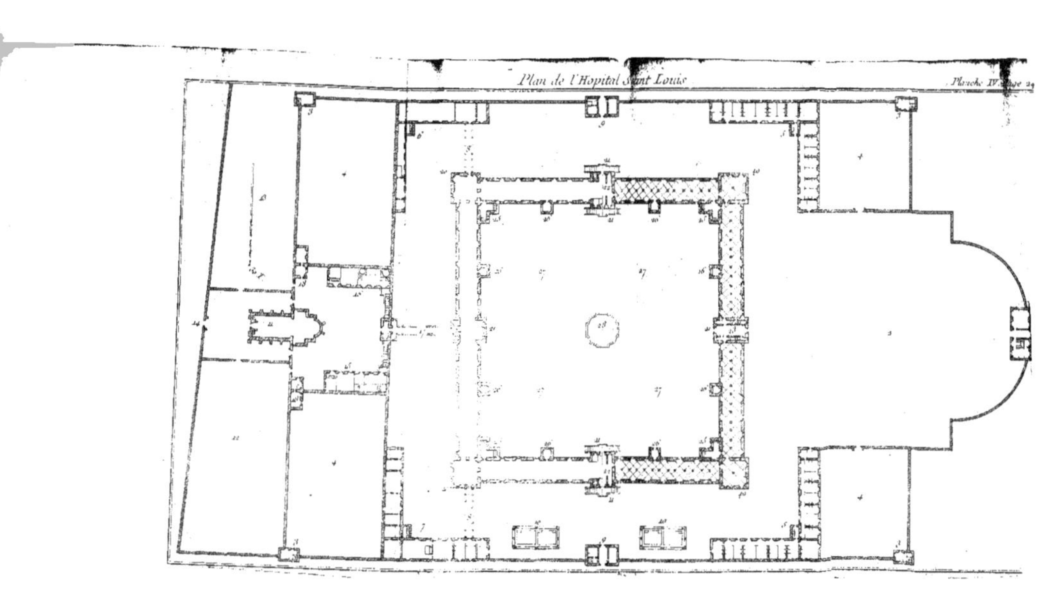

Plan de l'Hopital Saint Louis
Planche IV. page 29

A, le pavillon.

B, portion du bâtiment des ſalles.

C, C, C, foſſe des latrines ; leurs cabinets au rez-de-chauſſée & au premier étage.

D, D, ſieges de ces latrines.

E, ventouſe de ces latrines.

F, iſſue pour la ventouſe.

On met aſſez fréquemment des ventouſes aux latrines, dans la vue de diminuer la mauvaiſe odeur ; mais elles ſont preſque toujours inutiles, parce qu'on les fait trop petites. Ici l'on a évité ce défaut, puiſqu'elles s'étendent de toute la largeur de la foſſe, & qu'on leur a donné une profondeur aſſez conſidérable, comme on peut le voir ſur les plans.

F I N.

TABLE

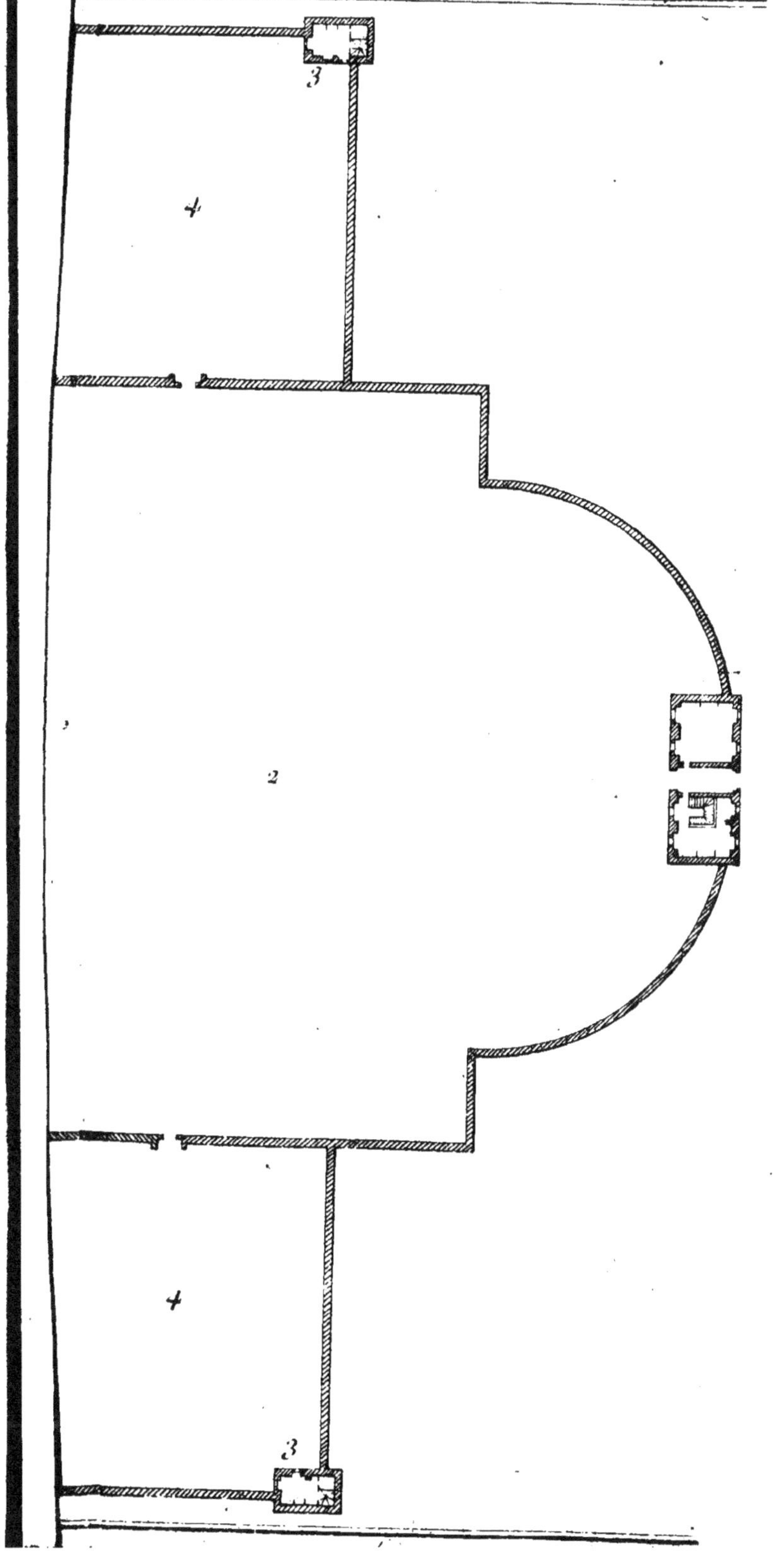

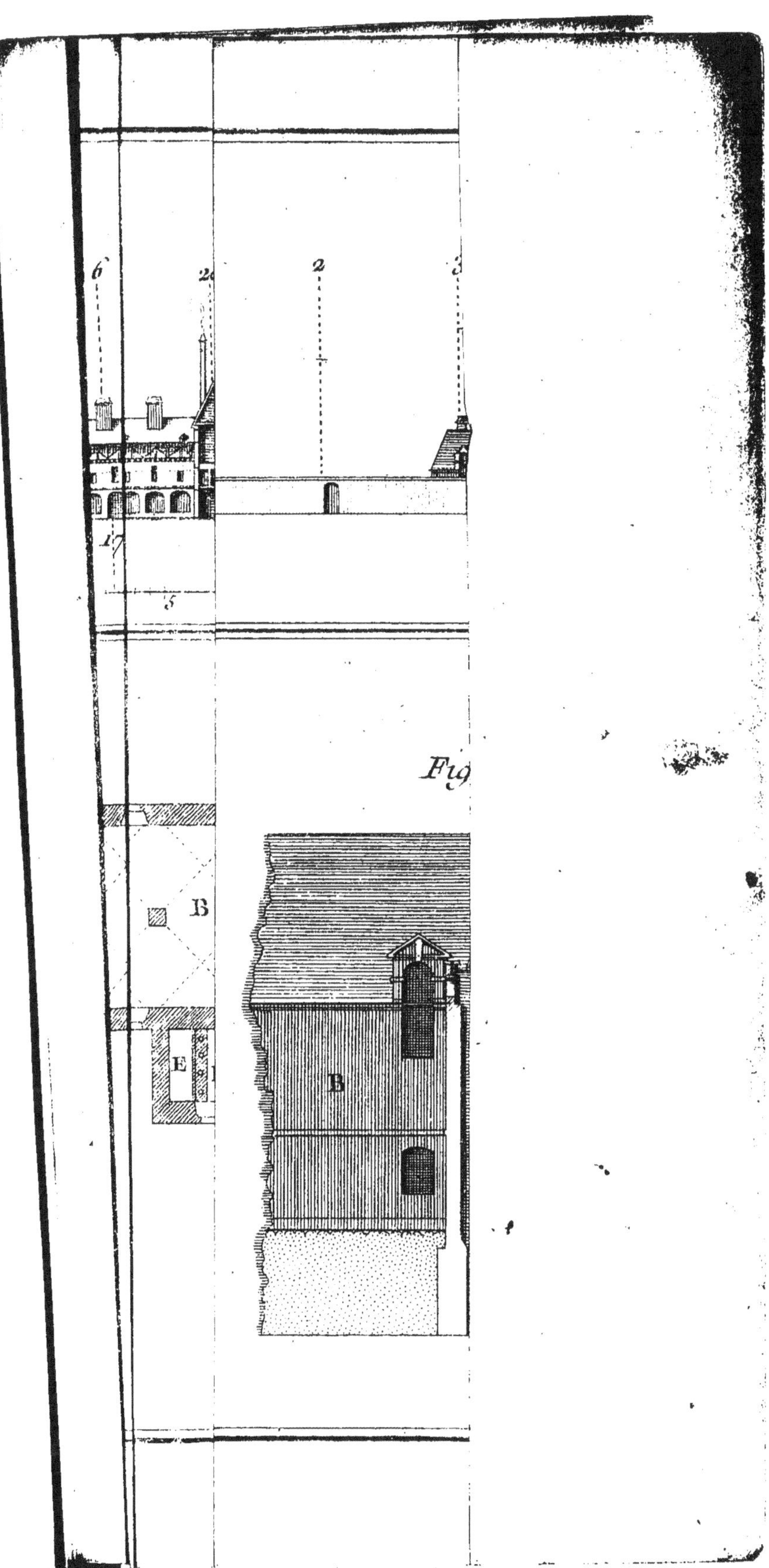
6
2a
2
3
17
5
Fig
B
E
B

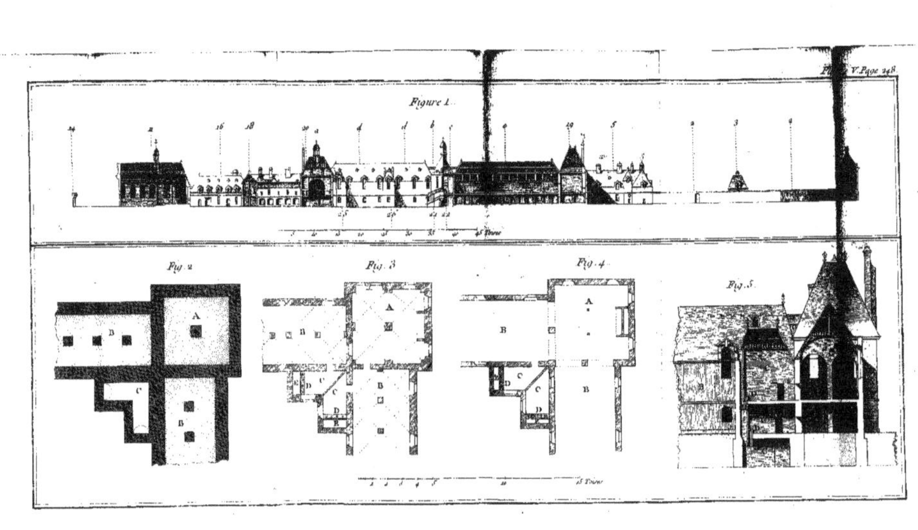

Figure 1.
Fig. 2.
Fig. 3.
Fig. 4.
Fig. 5.

[illegible]

TABLE
DES ARTICLES
Contenus dans ce Volume.

Y

Fin de la Table.